# EL SEXO QUE QUEREMOS LAS MUJERES

Título original: *El sexe que volem les dones*

© 2017 Carme Sánchez Martín

© de la traducción: Vicenç Benéitez

© de la imagen de portada: Shutterstock

© 9 Grup Editorial
Lectio Ediciones
c. Muntaner, 200, ático 8.ª
08036 Barcelona
T. 93 363 08 23
www.lectio.es
lectio@lectio.es

Primera edición: mayo de 2017
ISBN: 978-84-16012-95-4
DL T 292-2017

Realización: ebc, serveis editorials / Grafime

Impreso en Romanyà Valls, S. A.

Carme Sánchez Martín

# EL SEXO QUE QUEREMOS LAS MUJERES

Y cómo disfrutarlo

Cuadrilátero de libros

*A todas mis pacientes y amistades*

# Índice

# Prólogo

Tenéis que permitirme empezar este libro por el final. No, no os desvelaré nada, no os preocupéis. Simplemente quiero empezar explicando el primer caso que atendí como sexóloga, hacia 1994, y del que guardo un gran recuerdo. Escribir y reescribir me ha llevado a pensar en él. Aquel fue el punto de partida de muchos otros casos que me han hecho aprender y crecer como terapeuta.

El dicho dice que hablando se entiende la gente. Así de fácil, ¿verdad? Y aquel fue un paradigma perfecto: mis pacientes me planteaban un problema que para ellos era muy grave, pero que tuvo una solución muy sencilla. Aquella tarde entró en mi consulta una pareja muy joven y que hacía escasamente seis meses que se habían casado. Eran Patri y Ramón. De veintipocos años ambos. Ella, dependienta de una tienda de cosméticos, y él, peón de albañil. Venían recomendados por un ginecólogo, pues tenían serios problemas con el sexo. La cuestión es que, desde que eran matrimonio, Patri no podía (o no quería) tener relaciones.

Es una situación muy extraña, pensé. Son una pareja muy reciente y se les ve muy cariñosos. Mi primera impresión la corroboré con la entrevista que les hice conjuntamente: hacía muy poco que convivían, parecían muy enamorados y ellos mismos utilizaban la expresión *quererse*. ¿Qué pasaba, pues?

El intríngulis lo saqué hablando a solas con ella. Patri, en la segunda visita, se mostraba un poco nerviosa. Algún resquemor tenía.

—¿Qué te ocurre? —le pregunté.

—No sé cómo decírtelo, Carme. Me da mucha vergüenza —respondió ella cruzando los brazos.

—Estate tranquila. Puedes hablar con confianza.

Entonces, la chica me explicó que su marido olía mal y que le daba mucho asco tenerlo demasiado cerca.

—Pero me explicaste que antes de casaros sí que teníais relaciones con normalidad, ¿verdad? —cuestioné, sorprendida.

—Antes, cuando salíamos, normalmente quedábamos para cenar y salir los fines de semana, que era cuando podíamos estar más tranquilos y tener sexo —arrancó Patri—. Ramón venía a buscarme muy peripuesto. Llamaba la atención y a mí me excitaba mucho. Pero desde que vivimos juntos en casa, él viene del trabajo, de la obra, muy sudado y me echa para atrás.

—¿Pero no se ducha? —la corté.

—Sí, cada día —respondió—. Pero el problema es que se ducha por la mañana. O sea, que por la noche se mete en la cama tal cual ha llegado de trabajar y ese olor puede conmigo.

Cuando vi que el problema era ese, un simple cambio de hábito, fue mano de santo. Al día siguiente hablé con Ramón y del modo más elegante posible le sugerí que, además de ducharse por la mañana, como hacía cada día, lo hiciese también antes o después de cenar. ¿Sabéis lo que pasó? Esa pareja no volvió a aparecer por la consulta. Caso resuelto.

Patri tenía vergüenza de decirle a su marido que se duchase y Ramón no se había dado cuenta de que después de un día de un trabajo muy físico, le convenía una enjabonadura. La comunicación en la sexualidad, como en la vida, es una de las claves de todo. De eso y de otras cosas hablaremos a continuación. ¿Me acompañáis?

## Soy sexóloga

> «Eres muy normal para ser sexóloga.»
> *Periodista de radio*

Una de las muchas preguntas recurrentes en mi vida, tanto de pacientes como de amistades y conocidos, es: «¿Por qué te has dedicado profesionalmente a la sexología?». Reconozco que no tengo una sola respuesta, pero sí una colección de anécdotas de mi infancia, adolescencia y primera juventud que me condujeron a especializarme en la sexualidad humana.

Aspectos que me ayudaron en la decisión: descubrir de muy pequeña la colección de revistas porno que mi tío tenía escondida en su habitación; rebelarme en la adolescencia al ver el sexismo imperante por parte de mis padres, del profesorado y de muchos alumnos del instituto; apuntarme a los talleres sobre sexualidad que Carme Freixa y Noemí Barja impartieron en la Facultad de Psicología de la UAB; realizar unas prácticas en el Centro de Planificación Familiar de Terrassa… Ya ves, todo me dirigió directamente a buscar sobre sexualidad y finalmente a realizar el Máster en Sexología y Psicoterapia Integrativa por la Universidad de Valencia.

Desde muy pequeña me causaba extrañeza el secretismo alrededor del hecho sexual. Me encantaban los relatos eróticos que leía en revistas como *Lib* —mucho después me enteré de que bastantes estaban escritos por Santiago Segura—, pero sabía que no podía explicárselo a nadie, y cuando mi madre me compró el libro ilustrado *¿De dónde venimos?* puse cara de niña buena y me lo leí también, pero sin hacer ninguna pregunta incómoda. En mi adolescencia empecé a sufrir un trato desigual por ser chica tanto en casa como entre los compañeros y compañeras de clase, y eso me hizo posicionarme como defensora de la igualdad de sexos desde muy joven. Porque, de modo intuitivo, la sexualidad era para mí algo más amplio que tener vulva o que te gustaran los chicos. Con todo, y ya adulta, he tenido que aguantar algunas veces comentarios poco educados y a menudo sarcásticos al explicar que me dedicaba a la educación y la terapia sexual. Afortunadamente, y a medida que otras disciplinas han incorporado aspectos sobre sexualidad, también más profesionales se han ido formando en sexología. Últimamente no resulta tan extraño responder que soy sexóloga y no encontrarme con que mi interlocutor abra mucho los ojos y sonría con picardía.

## La especialista en sexología

> «Pero, ¿qué hace exactamente un sexólogo o una sexóloga?»
> *Periodista de un diario on-line*

La sexología es la ciencia multidisciplinar que estudia el hecho sexual humano del modo más amplio posible. Hay muchas áreas del conocimiento que estudian partes de la sexualidad, como la filosofía, la antropología, la medicina, la biología, la psicología, el derecho... y la sexología las entrelaza para entenderla y dar una respuesta global.

Me gusta mucho la definición que la Wikipedia hace del sexólogo o sexóloga: «Son profesionales, con una licenciatura previa en medicina o en psicología, con cualificación suficiente para tratar cualquier disfunción sexual, así como para asesorar en cuanto a la educación de la sexualidad humana. A esta profesión se accede normalmente a través de diversos másteres universitarios».

Aunque es cierto que el grueso de las intervenciones que hacemos la mayoría de los sexólogos y sexólogas se centra en la problemática y la educación sexual, también realizamos funciones preventivas e informativas, fomentamos y divulgamos una vivencia sana y satisfactoria de la sexualidad, colaboramos con organizaciones para fomentar los derechos sexuales y reproductivos, asesoramos a empresas relacionadas con la salud sexual y colaboramos en investigaciones científicas.

Como sexóloga, y ante las personas que acuden a mi consulta, parto de la premisa biopsicosocial, es decir, de que los problemas sexuales pueden tener diferentes causas (orgánicas, psicológicas y sociales), y con mi experiencia debo descartar o valorar las distintas incidencias. Comienzo por una evaluación de la conducta sexual, sigo por la historia del problema y al final realizo un diagnóstico y propongo un tratamiento. Hay que destacar que también piden hora parejas con problemas para comunicarse, para negociar, para convivir... aunque no haya una disfunción sexual. Últimamente he comprobado que ha aumentado mucho la demanda de visitas de mujeres y hombres que tienen dudas y preguntas sobre su sexualidad o sobre la vivencia que tienen de la misma, y, ante el alud de información que hay en internet, prefieren acudir a una profesional para que se las aclare. No manifiestan una problemática, sino que quieren una información veraz y científica sobre algún aspecto sexual concreto, o estrategias para mejorar su cumplimiento sexual. Por ejemplo, mujeres que quieren saber si son normales porque solo tienen orgasmos por estimulación del clítoris u hombres que necesitan estrategias para mejorar el placer de su pareja sexual.

Las personas pueden acudir solas o en pareja, si la tienen, y la mayoría de las veces soy la primera persona a quien explican su problema. A menudo, superar el secretismo y explicar abiertamente lo que les pasa es el inicio de la solución.

# 1

## Empezamos jugando, acabamos follando

> «Si el sexo es un fenómeno tan natural, ¿cómo
> es que hay tantos libros sobre cómo hacerlo?»
> BETTE MIDLER

Supongo que ya habéis podido intuir que el tema de este libro es la sexualidad de las mujeres, pero no es exclusivo para ellas. Al contrario, me encantaría que también los hombres tuvieseis curiosidad sobre la sexualidad de la mitad de la población.

Todo lo que encontraréis aquí escrito es el fruto de más de veinte años en una consulta de terapia sexual, pero también de impartir conferencias y talleres en centros educativos y en asociaciones de mujeres, de colaborar en diferentes medios de comunicación, de consultar libros y artículos sobre sexualidad y de responder a miles de preguntas en consultorios en línea. No tenéis en las manos un tratado sobre posturas ni un manual para llegar a ser la reina de la seducción, pero tampoco una recopilación de estudios científicos de difícil interpretación. Eso sí, tenéis mi experiencia y mi observación.

Con la ayuda de la editora, de pacientes y de amistades he seleccionado los temas más importantes para entender mejor el hecho sexual de las mujeres y he incorporado una serie de teorías empíricas que creo que pueden explicar unas situaciones sexovitales concretas, y también algunas estrategias para mejorar la vivencia y las emociones respecto a vuestra sexualidad.

Dicho esto, permitidme decir una cosa más: el sexo no sirve para nada. La frase puede sonar muy contundente e incluso, pronunciada por mí, os parezca una incongruencia, pero esto que escribo tiene una explicación, claro está. Cuando digo que el sexo no sirve para nada me refiero a que no sirve para nada más que para pasarlo bien o para nada más que para la reproducción. Por lo tanto, si para la reproducción es esencial hacer sexo, ¿por qué no nos lo pasamos bien, ya puestos? Y aún diré más: ¿por qué no nos lo pasamos bien (o sea, jugamos) haciendo sexo aunque este no tenga ninguna finalidad reproductiva? Hay que disfrutar del sexo. Siempre. Por eso me encanta decir que el sexo es «el juego de los adultos». Y ya que hablamos de este «juego de los adultos», me viene a la cabeza el caso de Mireia y Gerard, una pareja que llevaban siete años de relación y que vinieron a verme muy preocupados a la consulta. En aquel momento, ella tenía 30 años y era profesora de secundaria. Él tenía 36 y era administrativo en una empresa informática. La vida les sonreía (aparentemente): una pareja joven, con muchas cosas por delante, con muchos amigos y un buen trabajo. Pero había un asunto que estaba enturbiando su relación: el sexo. O, mejor dicho, el no-sexo.

—Es que Mireia no toma la iniciativa desde hace mucho tiempo y siempre que lo intentamos está muy tensa —me explicaba Gerard bajo la atenta mirada de ella—. No sé. Es que no tiene ganas y ya no lo hacemos casi nunca.

Ella asentía con la cabeza y afirmaba que era cierto, que había perdido el deseo sexual, que no tenía apetito para hacer el amor, e incluso reconocía que cada vez que Gerard se le acercaba, juguetón, ella le ponía excusas:

—Le digo que estoy cansada para no comenzar a hacerlo.

Enseguida lo vi claro. Era un caso en que se había perdido el sentido lúdico del sexo, aquel que se tiene en el enamoramiento inicial, el de los primeros años de la pareja, pero que, como es lógico, hay que regar poco a poco con el paso del tiempo. De hecho, es un escollo que sufren muchas mujeres, porque, como tales, dejan de jugar más pronto que los hombres, y ya no solo en el aspecto sexual, sino en la vida en general.

Además, Mireia me explicó que la primera relación con penetración que había tenido en su vida había sido precisamente con su novio y que tenía una educación sexual moderada: simplemente había hecho un taller de sexología en el instituto y había hablado un poco con sus padres: «En casa, el sexo no era tabú, pero tampoco era un tema de conversación natural».

Acto seguido, le hice una pregunta que la dejó boquiabierta: «¿A qué juega Gerard?».

—¿Cómo? —respondió.

—Que... si juega a algo —insistí.

Después de unos segundos pensando, dijo: «A la consola». Gerard lo pasaba bien jugando a videojuegos.

—Pues esto es lo que tenemos que trabajar contigo. Que te lo pases bien cuando tenéis relaciones sexuales, ¡igual que él se lo pasa bien haciendo sexo contigo, jugando a la consola o disputando una pachanga de fútbol con los amigos!

Por eso intenté que Mireia interpretase las relaciones sexuales desde un punto de vista lúdico y le aconsejé dos cosas: la primera, que diese rienda suelta a la imaginación; la segunda, que utilizase juguetes en las relaciones. ¡Las fantasías sexuales al poder!, le aclaré.

Unas semanas más tarde, recibí un correo de Mireia. Me preguntaba si conocía direcciones de hoteles madrileños de tipo erótico, porque quería darle una sorpresa a Gerard. Al leerlo, sonreí. Mireia volvía a jugar.

## La tríada perfecta: la sexualidad, el juego y las mujeres

Vincular los conceptos de la sexualidad y del juego con el hecho de ser mujer ha sido el resultado de atender a muchas pacientes y parejas, como Mireia y Gerard, para las que la sexualidad es motivo de problemas y de angustia, pero también de análisis de muchas otras mujeres que disfrutan sin dificultades de su sexualidad.

Dejar de lado la patología e incorporar la vertiente más positiva de la sexualidad me ha permitido ayudar a muchas mujeres y a sus parejas a reconducir una vivencia negativa del hecho sexual, pero —todavía más importante— a prevenir posibles dificultades.

En los siguientes párrafos iré definiendo y combinando la peculiar estructura de esta tríada, que, en el fondo, es el eje central de mi propuesta: la sexualidad como juego es una actividad generadora de placer que no se realiza con una finalidad utilitaria directa, sino que tiene entidad por sí misma. Así, la sexualidad no debería servir para nada más que para pasarlo bien. Y como comportamiento, también tiene una vertiente social cuando en este juego sexual participa más de una persona.

### ¿PARA QUÉ SIRVE LA SEXUALIDAD?

Tal vez la pregunta te cause extrañeza, que a menudo es la expresión que identifico en las caras de las personas cuando empiezo así las conferencias, los talleres o incluso las sesiones de terapia (aunque ya os he dado la respuesta al comienzo del capítulo). Pero antes de que tu cerebro inicie la búsqueda de la respuesta correcta, repasemos algunos hechos históricos.

Para la mayoría de las personas de las generaciones anteriores, la sexualidad tenía como única finalidad aceptable la reproducción. El cristianismo, religión predominante en la sociedad occidental, consideraba inmoral el placer sexual, las distintas opciones sexuales y todo lo que se alejara del ideal de la castidad, la ocultación y los tabús sexuales. El problema es que esto ha impregnado durante siglos no solo la moral, sino también la ciencia y la cultura de Europa y América.

De todos modos, siempre ha habido formas de saltarse las normas, por muy rígidas que fuesen. Y, de hecho, en determinados sectores sociales se practicaba una «doble moral sexual». Es decir, se adoptaba un determinado comportamiento ante el sexo dependiendo de cada situación, y por lo tanto se consentía una cierta «inmoralidad sexual». Hay que remarcar que esta «inmoralidad aceptada» era mucho más tolerada en los hombres que en las mujeres. De hecho, tanto a escala legal como social estaba más penalizada la infidelidad femenina que la masculina, y en determinados períodos se ha considerado que las mujeres prostituidas eran «un mal necesario».

En la actualidad, y fruto del progreso científico, pero también político y social, esta lista de «porqués sexuales» se ha invertido de manera muy importante. La procreación ha perdido peso específico frente al placer o la función comunicativa de la sexualidad.

Hechos relevantes, como la generalización de la anticoncepción, la aparición y evolución del feminismo, los estudios científicos sobre sexualidad, la legalización del aborto en muchos países y la reivindicación de los movimientos de liberación gay, lesbiana y transgénero y de otros colectivos sociales han facilitado la adopción de una nueva ética sexual, basada en unos derechos sexuales de espíritu universalista.

### Definiendo la sexualidad

La definición de *sexualidad* se ha ido modificando y ampliando a lo largo de los últimos años, y en la actualidad incluye aspectos que traspasan el hecho biológico y comprenden conceptos culturales y sociales, como el género y los roles sexuales.

Veamos algunos aspectos que aclaran qué es la sexualidad humana:

- Conjunto amplio de comportamientos y actitudes que se estructuran por influencia de la biología, la cultura y los aspectos sociales.
- Explica procesos como la identidad sexual, el concepto y los roles de género y los vínculos afectivos.
- Está vinculada con instituciones como el matrimonio, la familia y el divorcio y relacionada con las funciones de comunicación, placer o reproducción.

La sexualidad es algo más que el sexo y las relaciones sexuales, nunca puede separarse de la historia personal de cada persona y no podemos prescindir de ella. Es decir, no podemos dejar de ser seres sexuados.

La sexualidad está presente en todo nuestro ciclo vital: desde el nacimiento a la muerte, pero no siempre del mismo modo ni con la misma intensidad. De hecho, podemos pasar períodos en los que la sexualidad adquiera una importancia capital, y otros, en cambio, en los que parezca que desempeña un papel más secundario.

Desde una concepción inclusiva, todas las personas, independientemente de nuestra condición física y psicológica, tenemos sexualidad, y esta no es un constructo cerrado, sino que está siempre en un proceso de constante transformación y construcción.

Si alguno de los conceptos mencionados te crea confusión, no te preocupes; a lo largo de los próximos capítulos espero ayudarte a aclararlos.

## LAS MUJERES Y LA SEXUALIDAD

Durante milenios la sexualidad humana ha estado ligada a la reproducción, la heterosexualidad y el androcentrismo. La sexualidad de las mujeres, o era negada o bien estaba centrada en satisfacer los deseos y las necesidades de los hombres. Producto de esta construcción social, las mujeres quedaban limitadas a dos categorías: esposa/madre o amante/prostituta.

Es con la irrupción de los movimientos feministas, a partir del siglo XIX, y de la revolución sexual, en el XX, cuando muchas mujeres comienzan a plantearse su sexualidad desde el autoconocimiento, su placer y sus necesidades. Se dio un enfoque político y reivindicativo a aspectos relacionados con la sexualidad y la violencia, las desigualdades entre hombres y mujeres, la visibilización de la atracción sexual entre mujeres, la pornografía y la prostitución.

Ya en el siglo XXI, este proceso todavía continúa y se han incorporado nuevos enfoques, como los movimientos *queer*, que rehúyen las categorías binarias y preestablecidas (hombre-mujer y hetero-homo), y otras corrientes que se manifiestan en contra de la concepción neoliberal que está impregnando también la sexualidad, donde todo vale si hay dinero y consentimiento de por medio, en especial respecto a la prostitución y a la maternidad subrogada.

En la actualidad, pues, conviven muchas formas de entender el hecho sexual, y el enfoque biopsicosocial resulta enriquecedor y al mismo tiempo complejo. Además, la omnipresencia de la sexualidad provoca a menudo sensaciones opuestas: por un lado, parece que sin la práctica regular de sexo una persona se convierta en cierta manera en «discapacitada», y por otro lado, la sobreexposición puede provocar hartazgo.

También fenómenos ocurridos a principios de esta década, como la publicación de la trilogía *Cincuenta sombras de Grey*, han hecho aflorar estas contradicciones en la sexualidad de muchas mujeres. Bajo la apariencia de una mujer empoderada e instruida, Ana, la protagonista, termina plegándose a los deseos de un hombre e intentando salvarle de un pasado tormentoso. No tiene un final trágico como el de las protagonistas de Tolstoi, Flaubert o Clarín, pero la reproducción de los viejos esquemas de una relación desigual, tanto social como sexual, planea por toda la historia. Eso sí, con un sexo explícito con falsos tintes posmodernos, porque incorpora la transgresión de unas supuestas prácticas sadomasoquistas.

Muchas «Anas» se pasan por la consulta, insatisfechas, cuando se dan cuenta de que, además de tener que luchar contra el sexismo que impregna su vida laboral y social, también tienen que hacerlo en la esfera más privada, la afectivo-sexual.

Un par de ítems que pueden ayudar a aclarar el panorama actual:

- Todavía hay diferencias en la forma de entender la sexualidad entre hombres y mujeres, pero también entre diferentes géneros, entre diferentes orientaciones sexuales, etc. Por lo tanto, quizá sería el momento de empezar a hablar de personas y de la vivencia de su sexualidad de manera individualizada, pero aceptando que aún quedan muchos residuos de aquella mentalidad ligada a la reproducción, la heterosexualidad, el androcentrismo y el sexismo.

• La sexualidad es una vivencia individual, pero tiene muchos componentes sociales e ideológicos que hay que abordar desde una vertiente más política y global. Hacen falta reglas o normas de carácter personal, pero también social, porque no todo es aceptable, aunque a veces parezca que somos libres para poder elegir, cuando en realidad esta «libre elección» está demasiado mediatizada por determinados sistemas políticos y económicos, la publicidad y los medios de comunicación.

## LAS MUJERES Y EL JUEGO

Las mujeres no tenemos un tránsito fácil del juego infantil al juego adulto. La mayoría de los juegos de las niñas —muñecas, cocinitas, disfraces…— desaparecen en la adolescencia o bien están demasiado relacionados con el cuidado de las personas y con las tareas domésticas.

De hecho, estos juegos se han interrumpido durante los siglos pasados de manera abrupta, antes incluso de llegar a la pubertad. Un filósofo ilustrado como Jean-Jacques Rousseau ya manifestaba en el capítulo sobre la educación de las mujeres que «a las niñas se les han de interrumpir sus juegos sin motivo para servir al auxilio de la naturaleza». Es decir, hay que acostumbrarlas desde muy pequeñas a dejar de lado los ratos de evasión y goce para atender a los demás, en especial a su futuro marido.

Como contraposición, los chicos, a través de juegos grupales y deportivos, aprenden a interiorizar valores propios de hombres adultos que siguen siendo de referencia cuando se hacen mayores y que a menudo continúan practicando. Por lo tanto, están más acostumbrados a incorporar a sus vidas momentos recreativos.

A pesar de que hay familias, centros educativos e instituciones que están haciendo esfuerzos para crear espacios lúdicos no sexistas y para que los juguetes no incorporen un sesgo de género tan marcado —respecto a usos y colores, por ejemplo—, la realidad se impone de forma tozuda y ello tiene efectos en la socialización y también en la concepción del juego que muchas mujeres terminan teniendo respecto a los ratos de esparcimiento y evasión.

Es habitual que en la edad adulta muchas mujeres se sientan incómodas e incluso culpables por tener momentos de entretenimiento que no tienen ninguna finalidad útil más allá de pasar un buen rato. De hecho, mucho ocio femenino está relacionado con actividades con propósitos prácticos: hacer ganchillo o calceta, restauración de muebles... Y eso presupone que a cualquier actividad sin intención utilitaria se le ponga la etiqueta de *inútil, prescindible* o, incluso, de *pérdida de tiempo*...

Una queja habitual en las mujeres de parejas heterosexuales se refiere a la capacidad que tiene el hombre para encontrar el momento para actividades lúdicas, como jugar a videojuegos o practicar un deporte, y la intensidad y el embobamiento que presentan en su realización.

No hay que olvidar que las triples jornadas (en las que haremos énfasis más adelante) que muchas mujeres soportan no dejan mucho tiempo para ratos desocupados. Hay que tener bastante habilidad de negociación y un cierto poder para llegar a acuerdos con la pareja u otros familiares para conseguir estos ratos «inútiles» y a la vez imprescindibles.

Con todo, y sin ánimo de angustiar, en algunos momentos se hace necesario reorganizar «nuestro manual de instrucciones individual» para poner en valor determinados constructos y descartar otros, a medida que vamos aprendiendo a vivir. Incorporar estos ratos de esparcimiento, aunque a veces resulte complicado o casi imposible, supone una mejora en la calidad de vida personal a medio y largo plazo.

## LA SEXUALIDAD LÚDICA

Para las personas que disfrutan de su sexualidad de una forma sana y sin conflictos, su finalidad es, la mayor parte de las veces, puramente lúdica. Descartando los momentos puntuales en que la dedican a la procreación de un modo responsable y consciente, el resto es solo por placer: para compartir un buen rato con uno mismo o con otra persona...

Diferentes investigadores del juego y el contexto lúdico postulan que todas las actividades y ocupaciones, incluso las más ligadas a las necesidades básicas, como comer o dormir, tuvieron una forma lúdica en sus comienzos. De hecho, también la sexualidad empieza para muchos niños como un juego: jugando a médicos y enfermeras se explora el cuerpo del otro, y en el baño, jugando con los propios genitales, muchos niños y niñas experimentan sensaciones de placer. Por lo tanto, la sexualidad se inicia como un juego, y es preciso que esta vertiente lúdica continúe a lo largo de toda la vida.

Porque la sexualidad cumple la mayoría de las características que se atribuyen al juego: «Es una actividad voluntaria, que tiene unos ciertos límites, fijados en el tiempo y en el espacio, que siguen una regla o reglas aceptadas, provista de una finalidad en sí misma y acompañada de un sentimiento de tensión y alegría». Si planteamos la sexualidad como un juego, la convertimos en una actividad creativa, de expresión y comunicación, que permite el autoconocimiento y también llegar a establecer vínculos afectivos con otra persona.

No podemos obviar, sin embargo, que la práctica sexual conlleva una serie de riesgos para la salud física y emocional.

Es con la adopción de determinadas reglas y poniendo unos límites al juego sexual como podremos prevenir y minimizar estos riesgos —por ejemplo, las infecciones de transmisión sexual o las desigualdades en las relaciones afectivo-sexuales—.

Tampoco significa que al potenciar el aspecto lúdico de la sexualidad estemos banalizándola, sino al contrario: el juego es, en palabras de personas expertas, «una actividad trascendental, fundamental para la persona y que se practica a lo largo de toda la vida».

Por lo tanto, solo hace falta mezclar el hecho sexual y el hecho lúdico, como si de los ingredientes de un cóctel se tratase, y agitarlos en la coctelera de nuestra imaginación y de nuestro comportamiento para disfrutar plenamente de la sexualidad, a solas o con otra persona o personas.

## La tríada al completo

«Así, ¿la sexualidad es el juego que practicamos las personas adultas? Nunca me lo había planteado así...»
MARTA, 32 años

Y ahora toca integrarlo todo, porque creo de verdad en el artículo número cinco de la *Declaración de los Derechos Sexuales*: el derecho al placer sexual como una fuente de bienestar físico, intelectual e incluso espiritual. Por lo tanto, hay que incorporar, desde nuestro hecho individual y también desde nuestra singularidad como mujeres, el esparcimiento como una actitud ante la sexualidad.

## JUGANDO SOLAS

Cuando jugamos solas sexualmente podemos hallar satisfacción y diversión a la vez que experimentamos y, por tanto, aprendemos. De hecho, en cualquier juego interviene el ganglio basal, un grupo de estructuras cerebrales involucradas en el control de los movimientos, en el aprendizaje y en la definición de objetivos; todo ello, mediatizado por la dopamina, el neurotransmisor del placer, hará que nos resulte divertido y que aprendamos a partir de nuestras acciones. Es fundamental, pues, que dediquemos tiempo a hacer solitarios sexuales con finalidad lúdica en cualquier momento de nuestra vida, no solo en la adolescencia o en la primera juventud.

## COMPARTIENDO JUEGOS SEXUALES

El juego sexual con otra persona, o personas, se convierte en una oportunidad para el placer propio y el ajeno en un período de tiempo concreto. Ahora bien, hay que tener en cuenta que nos referimos a la vertiente colaborativa y no a la competitiva del juego. Es decir, las personas deciden voluntariamente si quieren participar y lo hacen en relación de igualdad, sin imposiciones, no como un reto que haya que superar para sentirse mejor; se valora todo el proceso sexolúdico y no tan solo lograr un objetivo marcado, como puede ser el orgasmo. De manera cooperativa se buscan formas diferentes de proporcionar placer al otro y a uno mismo, aceptando las que resulten enriquecedoras para los participantes.

En el caso de una pareja estable, esta actitud de juego acaba impregnando también el resto de la relación y favorecerá diferentes momentos eróticos y afectivos divertidos que facilitarán los próximos encuentros lúdicos: en forma de mensajes, tocamientos, abrazos... Entre los dos miembros pueden crear un mundo de fantasías y rituales sexuales donde los deseos de ambos se puedan hacer realidad gracias a la simulación y a la imaginación. El momento del juego sexual puede ser improvisado, pero también calculado con tiempo e incluso programado, como lo hacemos con otras actividades importantes. Esta estrategia de «encontrar tiempo para jugar sexualmente», y por lo tanto de preparación mental y organizativa, potencia el deseo y facilita el éxito del encuentro.

Si la pareja es esporádica, pueden fijarse unas mínimas reglas antes de iniciar el juego o bien hacerlo sobre la marcha, aunque debe quedar claro para los dos que en cualquier momento una parte puede abandonar el juego sin conflicto ni presiones de la otra persona.

## Sexualidad digital

Ahora demos un triple salto mortal e incorporemos también un concepto bastante nuevo, aunque ya no lo parezca en absoluto: las tecnologías de la información y la comunicación (TIC) y cómo influyen en la sexualidad.

Las TIC han llegado a nuestras vidas para quedarse y tenemos que aprovechar los aspectos que nos facilitan la vida y aprender a minimizar los negativos. Desde internet nos podemos informar, podemos comprar, podemos formarnos, buscar trabajo, solidarizarnos con alguna causa y también socializarnos. Pero también podemos controlar o nos pueden controlar, nos pueden estafar, y el exceso de información nos puede provocar *infoxicación*, es decir, una intoxicación informativa.

En concreto, las redes sociales y determinadas webs y sus aplicaciones no son más que herramientas de comunicación y socialización virtual que nos permiten conocer a otras personas a través de la segmentación por aficiones, por deseos, etc.

Es decir, hoy en día es más fácil encontrarse virtualmente con personas que tienen unas necesidades profesionales, afectivas, sexuales, de ocio, etc., parecidas a las nuestras.

Respecto a la sexualidad, existen webs para encontrar amistades, para encontrar pareja afectiva o para encontrar pareja sexual, y podemos utilizar los servicios de mensajería instantánea (WhatsApp, Line...) para mejorar el vínculo amoroso o sexual con nuestra pareja... pero también para romper con ella. Es decir, para la mayoría de las personas de nuestro entorno, todas las etapas de una relación de pareja tienen un componente digital.

Cada vez está más normalizado el hecho de iniciar, con la mediación de internet, un encuentro que puede terminar en una relación sexual o en una relación de pareja más estable. No obstante, hay que conocer ciertas reglas para moverse por las plataformas digitales con esta finalidad, aunque no haya fórmulas mágicas:

- No compartir excesiva información de carácter personal o sexual en las redes sociales generalistas ni en las más específicas. Evitar el *sexting* (compartir fotos o vídeos sin ropa o en posturas sexualmente explícitas a través de internet).
- Continuar el proceso de conocimiento chateando a través de la misma plataforma o de otros servicios de mensajería durante un tiempo prudencial.
- Los primeros encuentros presenciales tendrían que ser en un lugar público, y es muy recomendable que alguien (amistad o familiar de confianza) sepa con quién y dónde te encuentras.

Como norma general, hay que destacar que nuestra vida presencial y virtual deberían ser muy parecidas. Es decir, las actitudes y comportamientos que realizas en la vida presencial deberían regir tu vida virtual, si bien hay que tener en cuenta que la conducta en las redes sociales puede ser más impulsiva. Es importante ir intercambiando en nuestra mente estos dos aspectos de nuestra vida, el presencial y el virtual: ¿le daría a un extraño esa foto mía ligerita de ropa? ¿Intercambiaría mensajes picantes si lo tuviera delante?

Hay que tener en cuenta que si otra persona comparte determinadas imágenes o vídeos privados nuestros en internet sin nuestro consentimiento explícito, o somos víctimas de acoso sexual por esta vía, tenemos todo el derecho de denunciarlo a la policía.

## Derechos sexuales

No quería acabar este primer capítulo sin incorporar una dimensión formal, pero al mismo tiempo importante, de la sexualidad: la *Declaración de los Derechos Sexuales*. Como he comentado antes, estos derechos, de espíritu universalista, forman parte de la nueva ética sexual que debería ser adoptada por todas las personas a título individual y que también debería ser la base de las políticas relacionadas con la salud sexual y reproductiva.

Los derechos sexuales son derechos humanos universales basados en la libertad, la dignidad y la igualdad inherentes a todos los seres humanos. Y dado que la salud es un derecho humano fundamental, la salud sexual debe ser un derecho humano básico, pues es esencial para el bienestar individual, interpersonal y social.

Para asegurar el desarrollo de una sexualidad saludable en los seres humanos y las sociedades, los siguientes derechos sexuales deben ser reconocidos, respetados, ejercidos, promovidos y defendidos por todas las sociedades con todos sus medios:

1. Derecho a la libertad sexual: establece la posibilidad de la plena expresión del potencial sexual de los individuos y excluye toda forma de coerción, explotación y abuso sexual en cualquier etapa y situación de la vida.
2. Derecho a la autonomía, la integridad y la seguridad sexual del cuerpo: incluye la capacidad de tomar decisiones autónomas sobre la propia vida sexual en un contexto de ética personal y social; están incluidas también la capacidad de control y disfrute de nuestros cuerpos, libres de tortura, mutilación o violencia de cualquier tipo.
3. Derecho a la privacidad sexual: legitima las decisiones y conductas individuales realizadas en el ámbito de la intimidad, siempre que no interfieran en los derechos sexuales de otros.
4. Derecho a la igualdad sexual: se opone a cualquier forma de discriminación relacionada con sexo, género, preferencia sexual, edad, clase social, grupo étnico, religión o limitación física o mental.
5. Derecho al placer sexual: prerrogativa del disfrute sexual (incluyendo el autoerotismo), fuente de bienestar físico, intelectual y espiritual.
6. Derecho a la expresión sexual emocional: abarca más allá del placer erótico o los actos sexuales y reconoce la facultad de manifestar la sexualidad a través de la expresión emocional y afectiva, como el afecto, la ternura y el amor.
7. Derecho a la libre asociación sexual: permite la posibilidad de contraer o no matrimonio, de divorciarse o de establecer cualquier otro tipo de asociación sexual responsable.

8. Derecho a la toma de decisiones reproductivas libres y responsables: comprende el derecho a decidir tener o no hijos, el número de los mismos, el tiempo a transcurrir entre cada uno y el pleno acceso a los métodos para regular la fecundidad.

9. Derecho a la información sexual basada en el conocimiento científico: demanda de que la información sexual sea generada a través de procesos científicos y éticos, sea difundida de forma apropiada y llegue a todas las capas sociales.

10. Derecho a la educación sexual integral: solicita la impartición de la educación sexual durante toda la extensión de la vida, desde el nacimiento hasta la vejez, y exhorta a la participación de todas las instituciones sociales.

11. Derecho a la atención a la salud sexual: conlleva la prevención y el tratamiento de todos los problemas, preocupaciones, enfermedades y trastornos sexuales.

**LOS DERECHOS SEXUALES SON DERECHOS HUMANOS FUNDAMENTALES Y UNIVERSALES**

# 2

## Abierto las 24 horas

«Simplemente quiero responder a la pregunta: ¿qué
pasa con el cuerpo durante las relaciones sexuales?»
WILLIAM MASTERS

Como Mireia y Gerard, la pareja que abría el capítulo anterior,
Laura y Dani también tenían relaciones de Pascuas a Ramos.
Hacía un lustro que se habían casado, y a pesar de que los tres
primeros años de convivencia habían sido muy efervescentes,
sexualmente hablando, ya casi ni se tocaban. Y para más inri,
tenían problemas domésticos. La cosa pintaba mal cuando me
vinieron a ver.

Pongámonos en antecedentes. Ella tenía 31 años y él, 26. No
son matemáticas, pero que la chica fuese mayor, en este caso en
concreto, suponía que en términos de maduración estaban des-
compensados. Ella era algo más madura que él. Aun así, llevaban cinco años de matrimonio y en el fondo querían seguir juntos y se querían. Y lo más importante, tenían una absoluta
predisposición a solucionar el problema que les corroía.

En las conversaciones que tuve con ambos analicé lo que ya era una pequeña evidencia: Laura era una chica poco sexual (o menos sexual que su marido) y era muy madura. Él, en cambio, era un chico muy sexual y con un punto de Peter Pan que, por otro lado, era muy normal para su edad.

—Vuestro problema es que estáis alejados el uno del otro —les dije—. Mirad, en líneas generales, las mujeres vivimos el sexo desde la parte emocional. Es decir, si estamos bien emocionalmente, tenemos sexo. En cambio, para los hombres es todo lo contrario: si tenéis sexo, estáis bien de emociones.

Lo entendieron a la primera. Entre sus puntos de partida había una distancia infinita. Laura partía del afecto para tener sexo, y Dani partía del sexo para conseguir el afecto. Por eso ambos estuvieron de acuerdo en acercarse trabajando su relación erótico-afectiva. En aquella pareja había que expulsar la pereza y reconstruir el vínculo (que tenían cuando aún no estaban casados) con un término importantísimo: la *constancia.*

Mi «receta» (permitidme usar este concepto médico o culinario) la formulé a través de tres parámetros que tenían que trabajar a fondo. El primero, enviarse algún SMS, WhatsApp o correo electrónico «picante» durante el día. El segundo, estar más pendientes el uno del otro en el tiempo que compartían juntos. El tercero, grabarse a fuego en la memoria «La metáfora del aeropuerto».

—¿Del aeropuerto? —me cuestionó Laura.

—Imaginad un aeropuerto. Concretamente la zona donde se espera a los pasajeros que aterrizan —les dije—. Supongo que habéis visto muchas veces a esa gente que recibe con muchas ganas a su pareja cuando llega desde la otra punta del mundo, ¿verdad? Pues, ¿qué hacen estas dos personas cuando se reencuentran?

—¿Se abrazan? —susurró Dani con actitud vergonzosa.

—Sí —le confirmé—. Pero el abrazo es mutuo. Uno va y el otro viene. Como los polos opuestos. Tenéis que hacer lo mismo en vuestro piso. Quien llegue primero a casa debe esperar con ganas al otro. Quien llegue el último, cuando entre por la puerta, debe ir a buscar a quien ya está dentro. Y quien ya estaba dentro debe ir a buscar a quien está llegando. ¿Me entendéis? Os tenéis que abrazar y besar los dos con la misma intensidad que si estuvieseis en el aeropuerto de El Prat. Eso cada día, poco a poco y siendo persistentes. Tenéis que trabajar vuestra relación las 24 horas.

Me consta que hicieron los deberes que les encargué y que al cabo de pocas semanas su sexualidad había mejorado. Ahora hacían el amor por Pascuas, por Ramos y cuando hiciera falta.

## Los Masters

No puedo comenzar este capítulo sin mencionar la serie *Masters of Sex*, basada en el libro *La vida y obra de William Masters y Virginia Johnson, la pareja que enseñó a América cómo amar*. Masters y Johnson fueron los primeros investigadores de la sexualidad humana de modo científico, y tanto en el libro como en la serie se explican las dificultades que encontraron para hacer sus primeros estudios en la Universidad de Washington en los años cincuenta. Poco a poco, sus progresos científicos les convirtieron en el padre y la madre de la sexología contemporánea.

A los dos les debemos el primer modelo de la respuesta sexual humana, que seguramente te sonará. Son aquellas cuatro fases por la cuales una persona va pasando durante una relación sexual:

- **Excitación sexual:** aparte de las sensaciones subjetivas de placer sexual, nuestro cuerpo reacciona con unos cambios físicos, sobre todo en los genitales, entre los que destaca la erección del pene en los hombres y la lubricación vaginal en las mujeres.
- **Meseta:** estado máximo de excitación y tensión global.
- **Orgasmo:** clímax del placer sexual, que se acompaña de contracciones rítmicas de la musculatura genital en hombres y mujeres.
- **Resolución:** etapa de bienestar y relajación posterior al orgasmo.

Respecto a las mujeres, demostraron la importancia del clítoris en la consecución del orgasmo y la capacidad de poder tener múltiples orgasmos. Pese a esto, en el ámbito popular todavía existe la creencia de que Sigmund Freud, el creador del psicoanálisis, postuló que «el orgasmo clitoriano es infantil y el orgasmo de una mujer madura se ha de conseguir por vía vaginal». Por eso, aún llegan muchas mujeres a mi consulta acomplejadas por tener un orgasmo por estimulación del clítoris, pensando que no es un orgasmo «adecuado», y que se obstinan en hallar la manera «correcta». Hay mujeres que a lo largo de su vida conseguirán, solas o acompañadas, tener orgasmos de diferentes maneras (por estimulación del clítoris, por estimulación vaginal, por ambas vías o incluso por alguna más…). Las que solo lo hacen de una manera pueden ensayar estrategias para lograrlo de otras, pero siempre desde la vertiente lúdica y sin presiones. Porque no hay una manera correcta de tener un orgasmo, como podrás descubrir a lo largo de este capítulo.

Pero volviendo al modelo de Masters y Johnson, fue un buen inicio en la explicación de la respuesta sexual de hombres y mujeres, aunque en la actualidad otras investigaciones, con la ayuda de técnicas de radiodiagnóstico, por ejemplo, han ido incorporando otros conceptos que nos aclaran mejor qué nos pasa tanto en el cuerpo como en la mente cuando tenemos relaciones sexuales.

## ¿Qué pasa por el cuerpo y la cabeza de las mujeres?

«The hole is not the whole.»
Sophia Wallace

«El agujero no lo es todo» es una de las 100 frases del proyecto «Cliteracy», de la artista conceptual Sophia Wallace sobre la sexualidad femenina, y ya nos da muchas pistas sobre lo que hay que saber sobre la respuesta sexual de las mujeres.

Pero antes os quiero confesar que me resulta molesto, e incluso insultante, que determinados individuos utilicen el adjetivo *complicado* para describir la sexualidad femenina: «La sexualidad femenina es más complicada», sentencian, dando a la palabra *complicada* un sesgo totalmente negativo. Cuando lo oigo siempre se me dispara una pregunta en el cerebro:

—¿Más complicada que qué?

Supongo que ya te has imaginado la respuesta: «Más complicada que la de los hombres…». Durante estos años, me he encontrado a mujeres con una concepción de la sexualidad muy sencilla y adaptable a las diferentes situaciones vitales, y a otras con una vivencia más compleja, lo que no significa que sea problemática o dificultosa, sino que incorpora otros aspectos emocionales y más personales.

El sexismo, que desgraciadamente también impregna la ciencia, ha provocado que determinadas investigaciones se centren demasiado en comparar la expresión sexual femenina y la masculina, tomando como norma la segunda. Estoy convencida de que faltan estudios que vayan más allá de la explicación de los cambios fisiológicos de manera aséptica, en relación con cuando las mujeres nos masturbamos o tenemos relaciones sexuales compartidas. Resulta imprescindible incorporar variables psicológicas y culturales para averiguar de forma más precisa la respuesta sexual de las mujeres.

De hecho, convendrás conmigo en que, aunque muchas mujeres han ganado espacios en el ámbito laboral y público, en el área privada se sigue penalizando el ejercicio abierto de la sexualidad, que continúa todavía demasiado ligada a la esfera de la reproducción y enmarcada dentro de una relación estable. Basta con escuchar algunas conversaciones de chicos y chicas que cursan secundaria para darse cuenta de que al joven que expresa y practica libremente su sexualidad se le recompensa con adjetivos positivos por la mayoría de personas de su entorno cercano —«buen macho», por ejemplo—, mientras que a la joven con un comportamiento parecido se la tilda sin demasiados miramientos con adjetivos negativos —«mujer fácil», por ejemplo— y se la cuestiona por extensión en otros ámbitos profesionales o personales. Y, por cierto, tampoco estoy muy de acuerdo con que los hombres sean simples (bien, sus respuestas sexuales); ¿por qué, pues, tengo cada vez más hombres jóvenes en la consulta con problemas de erección?

Pero centrémonos en lo que le ocurre a nuestro cuerpo, y eso incluye a nuestra mente, porque haciendo una analogía con lo que sería un ordenador, el *software* es tan importante como el *hardware*; es decir, la genética, la fisiología y la psicología interrelacionadas, añadiéndoles los factores socioculturales y también la educación recibida y la historia sexual personal. Somos una mezcla tan grande que a menudo resulta difícil distinguir qué es más importante. Personas con una importante discapacidad física pueden gozar de una buena sexualidad, mientras que otras con sus órganos funcionales intactos tienen graves problemas para dar y recibir placer.

## ¡Tengo ganas de sexo!

Unas páginas antes, ya comentaba que el modelo de Masters y Johnson tenía algunas carencias respecto al modelo de sexualidad, y una de ellas, e imprescindible, es el deseo sexual.

El deseo sexual, también llamado *libido*, son las sensaciones específicas que mueven a la persona a buscar experiencias sexuales o a mostrarse receptiva a las mismas. Es esa chispa que nos provoca la atracción hacia otra persona, que nos facilita el encuentro y la búsqueda de intimidad sexual, pero también la que nos despierta la búsqueda de placer sexual, las fantasías, los sueños eróticos…

El deseo sexual se va modulando a lo largo de nuestra vida; en sus comienzos es más general y difuso, y poco a poco se va definiendo a partir de nuestra autoimagen, nuestra identidad sexual y las experiencias sexuales que se van sucediendo. No podemos olvidar tampoco aspectos que siempre desempeñan un papel importante, como la salud global, el tipo de relación de pareja que tengamos en cada momento y nuestro estado de ánimo general. Y como te puedes imaginar, sin dejar de lado la incidencia de las variables socioculturales que nos rodean.

De este modo, cada una de nosotras va interiorizando un patrón de códigos sexuales propio y bastante estable en el tiempo. Por eso, encontramos bastantes diferencias entre nuestras amigas y conocidas respecto a la sexualidad, pues nuestro patrón de códigos sexuales es como nuestra huella: personal e intransferible. Encima de un sustrato común social y cultural se van añadiendo las diferencias en educación sexual en nuestra familia y el entorno más cercano, nuestra vivencia como mujeres y nuestras experiencias sexuales, entre otras variables, y todo mezclado conformará nuestra forma propia de vivir la sexualidad.

Pero eso no significa que este patrón sea invariable en el tiempo: informarse y formarse sobre sexualidad —incluso de manera informal, por medio de un libro erótico o de un TupperSex— o experimentar determinadas vivencias puede motivar cambios en nuestra forma de percibir y sentir el sexo. Del mismo modo, si la persona llega a la conclusión de que sus códigos sexuales le están provocando sufrimiento o son el origen de un problema sexual, seguramente los variará.

## Hormonas: ¿aliadas o enemigas?

A menudo, alguna amiga o conocida comenta que se siente con más ganas de tener relaciones sexuales durante los días próximos a la ovulación —es decir, alrededor del día 15 del ciclo—; otras, que justo antes o después de la menstruación. Hay investigaciones que tienden a demostrar ese ligero aumento del deseo durante esos períodos del ciclo, pero se debe tener en cuenta que normalmente los aspectos psicológicos y de relación superan este pequeño efecto. En los animales las hormonas son esenciales en el deseo y la respuesta sexual, pero en los seres humanos su efecto es mucho más limitado y solo afectan cuando sus niveles son muy anormales. Ahora bien, si tienes la sensación de que durante determinados momentos del ciclo te encuentras más «animada sexualmente», no dudes en aprovecharlo y en hacer coincidir tus encuentros sexuales, si es posible, con esos días.

# Deseo no: ¡deseos!

Como a lo largo de nuestra vida puede variar, me gusta esta clasificación. Ayuda a normalizar las diferentes necesidades sexuales que probablemente experimentaremos durante nuestro periplo vital.

### LA CHISPA SEXUAL O EL DESEO IMPULSIVO

«No sé qué me pasa, parezco una jovencita... Desde que empecé a salir con Álex tengo ganas de follar a todas horas. Hacía mucho tiempo que no tenía un apetito sexual tan intenso.»

MERCEDES, 47 años

Una amiga mía tiene en su estado de WhatsApp esta frase: «El enamoramiento es el mejor afrodisíaco», y no va equivocada. Este intenso estado emocional que llamamos *enamoramiento* nos provoca, entre otros sentimientos, el deseo intenso de intimidad y unión física con la otra persona. Es normal que en esta fase de la relación tengamos un deseo sexual desaforado, independientemente de la edad.

Parecería, pues, que estar enamorado es la situación óptima para tener siempre un buen deseo sexual, pero seguramente es perjudicial que nuestro cerebro esté permanentemente inundado de determinados neurotransmisores que nos hagan perder la cabeza. A medida que la fase de enamoramiento se va acabando o va dando paso a una relación más estable, este tipo de deseo más impulsivo también va disminuyendo.

Hay personas que con sus parejas estables consiguen mantener picos de deseo impulsivo en situaciones parecidas o que recuerdan a la fase de enamoramiento, por ejemplo durante las vacaciones. Otras, en cambio, piensan que este es el único tipo de deseo que existe y se manifiestan muy frustradas cuando ya no lo perciben; lo explicitan diciendo «He perdido la chispa» y esperan que ese estado emocional reaparezca mágicamente en cualquier momento.

Habitualmente, este deseo más impulsivo propio del enamoramiento se reconvierte en uno más sosegado, pero no significa que provoque relaciones sexuales menos placenteras.

## «El deseo sexual, si viene, mejor que te coja trabajando en él»*, o el deseo activo

«Me encantan los trayectos largos en tren. Cuando me canso de repasar informes de trabajo o de leer la novela que tengo empezada, dejo que mi mente se monte una peli entre erótica y porno con alguna persona desconocida con la que haya coincidido en el andén o con una conocida... ¡¡¡Ja, ja, ja!!! Es excitante y divertido a partes iguales.»

ALBA, 37 años

El adjetivo *activo* implica acción, es decir, que nosotros, de manera voluntaria, hacemos algo para provocar una reacción. O sea, que de algún modo cultivamos nuestro deseo sexual para seguir teniéndolo o no dejar de tenerlo.

Es muy curioso, pero cuando doy la explicación sobre el deseo activo, las personas que no tienen ningún problema respecto a su deseo sexual lo entienden y son capaces de mencionar algunas acciones que hacen a menudo para mantener su deseo en forma. En cambio, las que se quejan de falta de deseo manifiestan extrañeza ante la posibilidad de tener que fomentar con ejercicios mentales o físicos sus ganas de tener relaciones sexuales.

---

* Parafraseando a Picasso: «Las musas, si vienen, es mejor que te cojan trabajando».

Hay quien piensa que tener que motivar el deseo sexual de esta forma no es natural, y mi respuesta suele ser que no conozco ninguna actividad humana que, para facilitarse o perfeccionarse, no necesite algunos ejercicios o prácticas determinados.

## Comprando entradas

En las relaciones de larga duración se tiende a aplazar las relaciones sexuales para momentos más propicios, y la consecuencia es que se espacian mucho porque el momento óptimo no siempre es fácil de conseguir. Si los planetas deben estar alineados en una longitud celeste concreta para animarnos a tener sexo... este no se dará muy a menudo. Ya lo decía Voltaire: «Lo perfecto es enemigo de lo bueno». También ocurre que, si las relaciones sexuales son más escasas, las expectativas suelen ser más altas... y la frustración está asegurada. Si solo tenemos relaciones sexuales una vez al mes y esta vez no es la «bomba», tu memoria registrará un 100% de malas experiencias y te predispondrá negativamente para la próxima vez. En cambio, si tienes cuatro y una no va del todo bien, tu cerebro registrará que las relaciones sexuales son mayoritariamente positivas y la tendencia será a repetir pronto.

Comprar entradas sexuales es una estrategia que receto en la consulta para prevenir la procrastinación de las relaciones sexuales. Del mismo modo que no nos podemos desdecir fácilmente de asistir a un concierto cuando hace meses que hemos comprado las entradas, aunque estemos resfriados o hayamos tenido un mal día en el trabajo, tampoco lo tendríamos que hacer si hemos previsto tener relaciones sexuales con nuestra pareja. Así que, de manera mental, tenemos que comprar entradas sexuales que no podamos devolver, aunque nieve, llueva o haga sol. No es preciso que tu pareja sepa que las has comprado, y casi es mejor que no se lo hagas saber... Si generalmente él o ella ya suele tener ganas, la probabilidad de que acepte es grande y el factor sorpresa seguro que le gustará.

Hay facilitadores que nos ayudarán y que debemos tener en cuenta: una buena alimentación, descansar bien y hacer ejercicio regularmente son los pilares básicos de cualquier actividad vital, y también inciden en nuestro deseo sexual. En este apartado también se incluyen los efectos de determinadas hormonas en el ciclo menstrual que ya hemos comentado anteriormente.

Respecto a las estrategias más concretas que se pueden utilizar, son variadas y dependen de cada persona y del momento vital en que se encuentre, pero hay dos fundamentales:

- Reservar tiempo para el erotismo y la sexualidad, en solitario o en pareja, y
- Comunicarse activamente sobre sexo con la pareja.

Pacientes y conocidos suelen ser escépticos frente a mi expresión «programar el sexo», porque creen que reservar tiempo en las agendas mentales para practicar sexo le resta naturalidad y placer. Curiosamente, si les hago recordar los comienzos de la mayoría de sus relaciones de pareja, cuando el deseo impulsivo era el predominante, acaban confirmando que también tenían que programar el sexo. Es decir, tenían que quedar con su pareja a una hora concreta y en un lugar determinado, y a menudo pasaban antes por una actividad social, como una cena o un paseo, y eso no les quitaba satisfacción. Al contrario, fantasear con el momento les provocaba un aumento del deseo. Así pues, cuando la relación de pareja ya se ha consolidado, también hay que planear momentos para la intimidad, sin darle una connotación negativa.

A menudo las obligaciones cotidianas, que son más urgentes, dejan poco tiempo para disfrutar de una sexualidad consciente. Además, las parejas organizan con todo detalle los momentos de ocio de los fines de semana y de las vacaciones, pero no piensan en incorporar una franja de tiempo para el sexo. Son capaces de hacer una planificación exhaustiva de todo lo que visitarán durante un viaje, pero no piensan en dejar una mañana, una tarde o una noche para divertirse en la habitación del hotel, bautizando el «polvo», por ejemplo, con el nombre de la ciudad.

### «Polvos» con nombre de ciudad

En la organización del ocio hay que incorporar de manera consciente momentos para tener relaciones sexuales de manera divertida. Un viaje empieza cuando lo planeas y no termina nunca, porque siempre que lo recuerdas lo revives. Así, se pueden utilizar los nombres de las ciudades que habéis visitado, las montañas que habéis escalado o los hoteles en los que habéis dormido para denominar vuestras relaciones sexuales, y será un recuerdo más de las vacaciones.

Es habitual que las parejas hablen poco de sexualidad entre ellas, incluso las que manifiestan tener una buena comunicación en general. No suelen explicar sus preferencias sexuales al otro por pudor o porque temen herir sus sentimientos. Pero no hablar de ello facilita los «presupuestos sexuales», es decir, presuponer día tras día lo que le apetece al otro y cómo lo quiere, provocando a medio plazo una falta de consonancia entre los dos y situaciones confusas que menguan el deseo sexual.

Ahora bien, estas conversaciones sexuales no se han de tener nunca durante la relación sexual, porque rompen el erotismo del momento. Se han de tener antes o después, y preferentemente fuera de la cama.

### *Listado de preferencias sexuales*

Para facilitar una buena comunicación sexual con la pareja, nada como aclararse primero uno mismo. Haz una lista con las conductas o acciones relacionadas con el sexo que te gustaría practicar e invita también a tu pareja a hacerlo. Ponedlas en común y

> negociad las tres que pondréis en práctica lo más pronto posible, teniendo en cuenta las coincidencias y siendo realistas. Muchas personas se sorprenden no tan solo de lo que su pareja propone, sino también de lo que a ellas les apetece de verdad y de la diferencia entre sus deseos y lo que al final ocurre con su pareja.

Si no tienes pareja, también puedes ir activando tu deseo mediante fantasías sexuales, la lectura de libros eróticos, determinadas películas pornográficas o eróticas y, evidentemente, utilizando la masturbación. No sufras, de todo ello iré hablando a lo largo de los próximos apartados y capítulos.

## «El comer y el rascar, todo es empezar» o el deseo reactivo

«A veces ocurre... estamos mirando la tele y empieza a tocarme la rodilla, sigue por el muslo y acaba con su mano dentro de mis braguitas. Me da un poco de pereza porque quiero ver cómo termina el capítulo, pero al final le doy a la tecla de grabar del mando y acabamos follando en el sofá.»

SARA, 34 años

Del mismo modo que observar a una persona cómo come nos puede hacer venir hambre, también en el sexo ver a nuestra pareja deseosa nos puede hacer mostrarnos receptivas a tener relaciones sexuales, aunque inicialmente no tengamos muchas ganas.

En muchas acciones cotidianas accedemos a participar porque otras personas nos invitan de una manera un tanto insistente, y finalmente nos lo acabamos pasando bien. Por ejemplo, la amiga que te llama un domingo por la tarde para ir al cine. Al principio te resistes porque te da pereza, pero acabas arrastrada por ella y pasando un buen rato viendo la película. Esto, que parece habitual y nada comprometido en esta situación o en otras parecidas, termina teniendo una connotación negativa en el caso de la sexualidad.

Algunas mujeres se sienten mal porque piensan que se están plegando a los deseos de su pareja si la motivación no parte también de ellas. A veces es inicialmente un reparto cómodo que acaba convirtiéndose en una costumbre: un miembro de la pareja comienza las relaciones sexuales y el otro se deja llevar. Y puede terminar en queja por parte de ambos: una queja como «Siempre tengo que empezar yo» complementa a otra del tipo «Solo lo hacemos cuando el otro tiene ganas».

También es cierto que si el miembro de la pareja que inicia la relación sexual es demasiado directo y no da tiempo a que surja el deseo en el otro, puede generar la reacción contraria: el rechazo. Es fundamental facilitar el calentamiento sexual de la otra parte mediante caricias y masajes sexuales. Tampoco debemos olvidar practicar el «sexo de pasillo». Y no cabe duda: si no tienes ganas y no te apetece, se le comunica a la pareja y no pasa nada...

## *Sexo de pasillo*

Para alimentar el deseo en nuestra pareja, pero también en nosotras mismas, hay que favorecer las muestras eróticas y de cariño durante todo el día y en cualquier lugar y momento: caricias, besos, abrazos y otros ejemplos que se nos ocurran... sin olvidar los mensajes picantes, las notas subidas de tono... y también otros detalles diarios que sabemos que pueden hacer que se sienta bien.

Es una cuestión de probabilidad:

Cuantas más muestras «antes», más posibilidades de que nuestra pareja reaccione ante nuestro deseo «después».

Si hay un momento en la vida de una pareja en que el sexo pasa a un segundo plano, suele ser durante los primeros años de la cría de los hijos o hijas. Es habitual y no tiene que angustiar excesivamente a ninguno de los miembros de la pareja, pero hay que mantener unos mínimos, y a veces estos «mínimos» se han de facilitar. Siempre explico, de manera preventiva, que el cuidado de los hijos es muy importante, pero que los dos miembros deben hacer esfuerzos para seguir manteniendo un cierto espacio privado de pareja. Este espacio debe ser físico y también mental. El físico suele estar localizado en el dormitorio de la pareja o en otro lugar pactado donde podáis gozar de un rato de intimidad. El espacio mental se ha de fabricar día a día para evitar que todo esté ocupado por las últimas incorporaciones familiares. Sé que suena un poco radical, pero, aunque seas madre, sigues siendo mujer y pareja.

Buscar momentos de afectividad y sexualidad con tu pareja es importante para ambos en el presente y de cara al futuro.

### Colocando a los hijos o hijas

Pues sí, a veces se les ha de «colocar» con familiares o amistades para poder disfrutar de un rato de sensualidad y sexualidad con la pareja. Pueden ser unas horas, un día o un fin de semana, dependiendo de la disponibilidad propia y de las personas que nos ayuden. Podéis utilizar vuestro hogar o un hotel. Y no vale sentirse culpable, porque es una inversión para tu goce y el de tu pareja. Sin duda alguna, unos padres felices en todos los aspectos educan mejor a sus hijos.

NO TENGO GANAS DE SEXO O EL DESEO HIPOACTIVO

> «Llevo una temporada con la libido baja, no me apetece tener relaciones sexuales con mi pareja, pero tampoco masturbarme... No sé si debo alarmarme.»
> MONTSE, 36 años

Nuestra vida es larga y pasamos por momentos fantásticos a escala personal y profesional, pero también por otros no tan buenos... y todo ello repercute en nuestro deseo sexual. La sexualidad no está desligada del resto de nuestra vida.

Si tienes una época en la que no te apetece tanto masturbarte o tener relaciones sexuales en pareja, no tiene por qué preocuparte inicialmente. Pero del mismo modo que si tienes cualquier otra situación vital que crees que no funciona del todo bien, harás una evaluación de lo que te pasa, hazlo también sobre tu sexualidad, sin angustiarte. Analiza los factores de salud, profesionales, de relación, etc., que puedan estar afectando a tu libido e intenta ponerle remedio. Si no lo consigues, busca ayuda informal o profesional.

También hay que tener en cuenta, en este apartado, que no todos tenemos el mismo nivel de deseo sexual. Recuerdo a una pareja que vino a la consulta porque ambos habían llegado a la conclusión de que tenían un problema sexual. Los dos estaban satisfechos en cuanto a su relación de pareja y a su relación sexual, pero cuando se comparaban con sus amistades o, mejor dicho, con lo que explicaban sus amistades, resultaba que el número de sus contactos sexuales era mucho menor. Como os podéis imaginar, el autodiagnóstico de «tenemos un problema sexual» no era acertado, pues ambos manifestaban estar satisfechos. El problema era la comparación con su entorno... ¡Ay! Amor trompetero, tantas veo tantas quiero...

De todas formas, no debemos obviar que el deseo sexual inhibido está catalogado como disfunción sexual. Más adelante hablaremos de ello.

## Momentos *especiales* para el deseo sexual

A lo largo de nuestra vida puede haber situaciones que alteren nuestro deseo, por exceso o por defecto. En el caso de las mujeres debemos tener en cuenta unos acontecimientos propios, relacionados con la reproducción: el embarazo, el posparto y la menopausia. En esos momentos puede haber fluctuaciones en el deseo sexual debido a cambios hormonales y físicos, pero también debido a la propia vivencia personal del momento concreto y a los estímulos positivos o negativos que recibamos del entorno cercano o de la sociedad en general.

Vivir un embarazo con alegría y buena salud puede aumentar el deseo sexual de la mujer gestante, y recibir mensajes negativos sobre la menopausia puede dañar la autoimagen de muchas mujeres y hacer disminuir su deseo sexual.

Es importante hacer un autoanálisis, lo más objetivo posible, cuando notamos que nuestro deseo cambia, de forma repentina o progresiva, y si nos produce preocupación o angustia debemos consultar siempre a profesionales de confianza.

## La intimidad sexual

«La intimidad sexual es más una cuestión de piel que de genitales.»
KARINA, 40 años

Incorporo también este concepto porque hay pacientes y amistades que lo incluyen en las explicaciones sobre su respuesta sexual. Cuentan que sienten una necesidad de acercamiento que va más allá de la parte puramente física. Es una conexión más emocional y mental, que les motiva a tener sexo con otra persona.

Esta intimidad facilita la comunicación corporal, gestual y verbal. Provoca también estar pendiente de lo que al otro le gusta o de lo que desea, pero también de lo que una quiere. Implica una apertura para dar y recibir, y por lo tanto está muy relacionada con la confianza en una misma y en la otra persona.

Eso no significa que solo se dé en las relaciones de larga duración, ni que sea imprescindible un compromiso a largo plazo para sentir esa interacción de gustos y sensaciones. De hecho, hay mujeres que explican haber tenido esta sensación de conexión desde la primera vez que han tenido relaciones sexuales con alguien.

Es habitual encontrar ciertos obstáculos que impiden ejercer la intimidad: prejuicios, inseguridades personales, miedo a ser juzgadas... Por tanto, se hace imprescindible una buena autoestima y un buen autoconocimiento sexual y emocional para poder ser «íntima» en las relaciones de pareja.

*Pistas para mejorar la intimidad sexual*

- Habla libremente y sin rodeos con tu pareja sobre tus preferencias, expectativas, deseos y necesidades en la intimidad.
- Hazle saber si algo no te gusta, proponiéndole mejoras.
- No juzgues y evita la burla y el desprecio: todas las personas somos vulnerables a la crítica y todavía más en el aspecto íntimo.
- Intenta conocer más a tu pareja y ábrete a nuevas posibilidades que te proponga, si te apetece.
- No olvides que es importante la estimulación física pero también la emocional.

# Estoy excitada

«Solo con verle noté de golpe una gran humedad en los bajos, cosquillas en la tripa y las mejillas muy coloradas.»
NIEVES, 25 años

Una mujer empieza a notarse excitada cuando físicamente:

* sus genitales aumentan de volumen y de consistencia;
* siente cómo aparece la lubricación vaginal;
* el clítoris crece, se endurece y aumenta su sensibilidad;
* los labios internos y el tercio externo de la vagina aumentan de tamaño y de espesor;
* las paredes vaginales se agrandan, se redondean y forman un canal;
* aumentan el ritmo cardíaco, la presión arterial y el tono neuromuscular general.

Todas estas sensaciones pueden aparecer después de desear una relación sexual, pero también a partir de otros estímulos eróticos: una película, una lectura, unas caricias, una fantasía, unos recuerdos sexuales... Es decir, deseo y excitación son procesos recíprocos, se pueden alternar. Si la estimulación es la adecuada y la excitación crece:

* la parte más interna de la vagina se alarga y se relaja;
* el útero se eleva;
* se forma la plataforma orgásmica: el clítoris, los labios internos y la parte externa de la vagina se tensan y se hacen más sensibles;
* los pechos aumentan de tamaño y los pezones se ponen erectos.

Conviene remarcar la expresión «estimulación adecuada», porque aquí toman importancia dos variables: el tiempo y el ritmo. Es importante darte el tiempo necesario y marcar el ritmo que necesites para una buena excitación. Eso es más sencillo cuando te masturbas, pero se ha de negociar con la pareja en la relación sexual compartida. En pareja, las sensaciones de placer progresivo que irás experimentando dependen de ti misma, y también de la percepción que tengas de la percepción del otro.

En consulta, me encuentro dos quejas habituales de las mujeres:

1. Su pareja le acaricia demasiado pronto el clítoris y los labios vaginales.
2. Su pareja quiere penetrarla demasiado rápidamente.

Muchas mujeres solo disfrutan de las caricias genitales y de la penetración cuando están muy excitadas. Si no se respeta el tiempo y el ritmo que la mujer necesita, el proceso de excitación se corta y ella manifiesta malestar ante los tocamientos e incomodidad durante la penetración. Y, como te puedes imaginar, el placer sexual desaparece... Así que no te sepa mal proponerle a tu pareja el tiempo y el ritmo que necesitas.

*Explorando la propia excitación*

Para poder marcar el tiempo y el ritmo de tu excitación cuando estás en pareja, resulta imprescindible que conozcas tu propio proceso de excitación.

Provócate la excitación con ayuda de una lectura erótica, una fantasía, una película o unos recuerdos sexuales, en un ambiente agradable y tranquilo —elige, si quieres, música que te guste, poca luz...— y concéntrate en las sensaciones que vas experimentando.

Ayúdate de un espejo si quieres observar los cambios que se producen en tus genitales externos y percibe que, si te estimulas, la excitación crece y los cambios continúan. Prueba diferentes ritmos y activa diferentes zonas para experimentar variaciones en tus sensaciones.

Esta práctica te facilitará reconocer en qué momento del proceso de excitación te encuentras cuando tienes relaciones sexuales con tu pareja y te ayudará a marcar el ritmo que necesitas.

## MALDITOS PRELIMINARES

«¿Qué son los preliminares? Sexo del bueno.»

JULIA, 53 años

Si no lo escribo, reviento: odio las expresiones «preliminares sexuales» y «juegos sexuales previos». Representa que son una serie de prácticas sexuales «secundarias» que preparan para el coito. ¡Puf! ¡Cuántos prejuicios en una sola línea! Se presupone que lo único importante de una relación sexual heterosexual es el coito vaginal y que el resto son minucias prescindibles. Quien piense así está desaprovechando más del 60% de su potencial erótico y sexual... ¡Una verdadera lástima!

# La gran O

> «El orgasmo no es imprescindible en la
> relación sexual, pero la mejora mucho.»
> LALI, 62 años

En lengua inglesa la denominan *The big O*, y es el punto máximo de placer sexual. Físicamente se produce una contracción rítmica de los músculos de los órganos genitales, de la zona pelviana y de otras partes del cuerpo y la difuminación de la tensión sexual. Pero el orgasmo es más que todo esto tan aséptico. Quizá la literatura nos pueda ayudar más en la definición, aunque a veces crea unas expectativas extrañas. Recuerdo a una chica muy jovencita que vino a consultar al Servicio Joven del Centro de Planificación de Manresa porque no oía campanas cuando llegaba al orgasmo. Supongo que las metáforas juegan malas pasadas si se toman de manera literal…

Explicar lo que se siente durante un orgasmo resulta complicado, pero lo que está claro es que es una sensación única y que, cuando la experimentas, la identificas enseguida, aunque sea la primera vez. Esto siempre se lo cuento a las pacientes que comentan que no saben si han tenido un orgasmo: «Si no lo sabes es porque seguramente no has tenido ninguno».

En la última escalada hacia el orgasmo, las sensaciones pueden ser tan intensas que algunas mujeres, cuando están a punto de llegar a él, experimentan una falta de control que les provoca pánico. Este miedo frena la excitación y puede bloquear el orgasmo. Si te ocurre, atrévete a descontrolarte, la sensación de malestar dura muy poco y la recompensa es la gran O.

### ¿ERES CLITORIANA O VAGINAL?

En este momento es una pregunta sin respuesta científica concluyente, pero sí con contestación empírica. Es decir, si preguntas a las amistades y conocidas de tu alrededor de qué modo consiguen llegar a los orgasmos, la mayoría te dirá que necesita la estimulación del clítoris; un porcentaje más pequeño, que los obtiene como consecuencia de la penetración en la vagina de un dedo, un vibrador o el pene de su amante; y otro grupo, todavía más reducido, te manifestará que de las dos maneras. Incluso hay quienes te explicarán que alguna vez han podido llegar mediante la estimulación de los pezones o incluso sin tocarse, con la imaginación o en sueños.

Y eso me hace pensar en la pareja de un paciente que quiso quedarse a solas conmigo para hacerme una confesión que nunca había comunicado a nadie: llegaba al orgasmo cuando su marido le hacía masajes en los pies. Desde que lo había experimentado por esta vía, no quería hacerse la pedicura en los centros estéticos por miedo a que le ocurriera ante la esteticista...

Mientras la ciencia se pone las pilas y nos lo termina de aclarar, resulta imprescindible manifestar que todos los tipos de orgasmos son igual de válidos. No hay orgasmos de primera ni de segunda, ni un tipo de estimulación mejor que otra.

*Reflexiones interesantes de los científicos y científicas que estudian el orgasmo*

- «En un ambiente sexual saludable, y probablemente debido a diferencias anatómicas individuales, el orgasmo clitoridiano es una constante, mientras que el orgasmo por vía vaginal es una variable.» Emmanuele Jannini y Alberto Rubio-Casillas

- «Hay que destacar la variedad de respuestas sexuales que refieren las mujeres y que se han documentado en el laboratorio. Es importante no confrontar a las mujeres ante un modelo de uno o dos modos de experimentar placer sensual o sexual, satisfacción y orgasmo. La sexualidad saludable comienza con la aceptación de una misma y poniendo el énfasis en el proceso de interacciones sexuales, en lugar de ponerlo en las metas.» Beverly Whipple

- «Los dos componentes del clítoris (externo e interno) podrían activar diferentes partes de la corteza sensorial y por lo tanto generar las diferentes percepciones de orgasmos referidos por las mujeres.» Odile Buisson

- «Contrariamente a la noción de que la vagina y el cuello son insensibles, hay pruebas subjetivas y objetivas sustanciales que demuestran que el clítoris, la vagina y el cuello uterino tienen cada uno una representación cognitiva sensorial significativa y pueden tener cualidades únicas para el orgasmo.» Barry Komisaruk

Ya ves, no hay por qué preocuparse… Nosotras a disfrutar, sea con la estimulación que sea.

Por eso resulta tan importante lo que no dejo de repetir a lo largo de todo el libro: experimentar con una misma primero y después con la pareja, para gozar al máximo de todas las oportunidades que tenemos. Eso sí, experimentar sin presión propia ni ajena y pensando en jugar y en disfrutar durante todo el proceso y no encararse solo hacia el objetivo final.

Si recuerdas el primer capítulo, todo tiene que ser un juego en el que esté prohibido frustrarse porque nos hayamos puesto metas imposibles. Buscar qué zonas de tu vagina o de tu vulva son más sensibles debe ser un divertimento, no una obligación por presiones de tu pareja ni tampoco porque hayas leído un artículo pseudocientífico que asegura que todas las mujeres pueden llegar al orgasmo de cualquier manera.

### Representando orgasmos

Para potenciar tus orgasmos no hay como hacer algo de teatro. Sí, lo estás leyendo bien... Reprimirse durante el clímax apacigua las sensaciones, así que nada como escenificar tu orgasmo sin vergüenzas.

Te sentirás mejor si primero ensayas tú sola de forma divertida cómo sería el mejor orgasmo de tu vida: respira rápido, mueve las piernas, levanta la pelvis, retuércete de placer y grita (eso sí, no demasiado fuerte si tienes vecinos).

Pruébalo después con tu pareja en el momento del orgasmo.

¡¡¡Desmelénate para disfrutar el triple!!!

## ¿Existe la mujer multiorgásmica?

Existir, existe, porque las mujeres no necesitamos un período de reposo demasiado largo entre orgasmos. Pero eso no significa que cada relación sexual haya de convertirse en una competición con nuestra pareja o con nosotras mismas. Tú decides si después de un orgasmo quieres disfrutar de una relajación placentera o bien te embarcas de nuevo en una estimulación extra que te lleve a otro orgasmo secuencial.

## Punto G y eyaculación vaginal

Erre que erre, con una zona y un fenómeno controvertidos.

El punto G, que debe su nombre al médico alemán Ernst Gräfenberg, es, más que un punto, una zona que últimamente se está relacionando con el clítoris interno y que se encuentra en la parte anterior de la vagina, aproximadamente a uno o dos centímetros de la entrada. Cuando se estimula con el dedo, el vibrador o el pene algunas mujeres llegan al orgasmo.

Respecto a la eyaculación en las mujeres, quiero hacer referencia a un sexólogo malagueño y amigo que ha estudiado el fenómeno, Francisco Cabello. Él siempre explica que es un parafenómeno de la respuesta sexual, como la sudoración o la contracción muscular, pero que, como generalmente suele ser muy poca cantidad o va a parar a la vejiga, no nos damos cuenta. Este fluido lo segregan unas glándulas que se encuentran en la uretra —las uretrales y las parauretrales— y el conducto de Skene; es incoloro, inodoro y no mancha, es decir, es diferente de la orina. Este líquido se acumula a medida que nos excitamos, y por presión en la zona o por las contracciones orgásmicas, se produce la secreción. Hay mujeres que manifiestan que cuanto más intenso es el orgasmo, más cantidad de este fluido secretan.

Ahora bien, imagino que ya tienes claro que no tiene mucho que ver con las «fuentes de Montjuïc» que aparecen en algunas películas porno...

### LA PETITE MORT

Me encanta esta expresión francesa para referirse a la sensación de desconexión cerebral que se produce en el momento del orgasmo. Por unas milésimas de segundo no sabemos dónde estamos... pero pronto nos inundan sentimientos positivos, emocionales y físicos, acompañados de relajación y, si estamos en pareja, de aumento de la intimidad.

Esta sensación de intimidad compartida con la pareja nos hace ser más comunicativas, aunque a veces nuestra pareja prefiera relajarse de verdad y dormirse...

### ¿Hacemos caso a Tiresias?

Según una versión de la mitología griega, Tiresias, de muy joven, sorprendió a dos serpientes apareándose y las separó. Hera, enfadada por su acción, le convirtió en mujer. Siete años más tarde, Tiresias volvió a ver a las serpientes en circunstancias similares y entonces Hera le hizo recobrar su sexo original masculino.

Esta experiencia única de haber sido hombre y mujer hizo que Zeus y Hera recurrieran a él como árbitro en una discusión sobre quién experimentaba más placer sexual. Cuando Tiresias afirmó que el hombre experimentaba una décima parte del placer que la mujer, Hera, indignada porque había revelado secretos femeninos, le castigó dejándole ciego. Zeus, apiadado, le otorgó el don de la profecía y una larga vida.

## Las fantasías sexuales

He dejado las fantasías sexuales para el final porque son como las navajas suizas, tienen un montón de aplicaciones...

Las fantasías sexuales son el combustible de la sexualidad. Igual que nuestro cerebro necesita glucosa para funcionar, nuestra sexualidad necesita de las fantasías para provocar el deseo, iniciar la excitación sexual, potenciar el orgasmo... Es decir, son el comodín perfecto.

En la práctica clínica he confirmado la hipótesis de que las personas que nunca fantasean sexualmente, o que lo hacen poco, acostumbran a tener un bajo deseo sexual y disfrutan menos de sus relaciones. Y una de mis tareas como sexóloga es la de facilitar que estas personas adquieran o recuperen el hábito de fantasear.

Hay personas afortunadas que de manera innata tienen la capacidad de fabricar imágenes sexuales, flashes sensuales o pequeñas historias eróticas de la nada, pero otras necesitan ayudas externas más explícitas, como leer o escuchar relatos erótico-sexuales que otros han vivido o inventado, ver películas subidas de tono, etc.

Pero incluso las personas activas sexualmente necesitan a menudo cargar las pilas con nuevas fantasías y experiencias sexuales, pues aunque no las pongan en práctica les ayudan a enriquecer su vida erótica de forma individual y también en pareja.

No te dé vergüenza explorar los límites de esta parte de tu sexualidad. Tus fantasías son tuyas y tú decides si quieres compartirlas o no. Y que tengas una determinada fantasía sexual no significa que la quieras llevar a la práctica sí o sí. Algunas de ellas seguramente son viables y te apetecerá ponerlas en escena; otras, en cambio, se quedarán en tu cerebro, solo para tu goce secreto.

---

### El fichero de fantasías sexuales

Provéete de una buena cantidad de fantasías propias para utilizar cuando te venga en gana (mientras te masturbas, por ejemplo) o en algún momento de urgencia (te está costando excitarte, o la pareja con quien estás no te acaba de estimular del todo...). Incorpora sin pudor detalles de películas, de relatos que hayas leído o de situaciones que te hayan explicado y déjate llevar.

Las puedes escribir e incorporarlas a un fichero físico (en una caja o en tu ordenador) o solo pensarlas e incorporarlas a tu archivo mental.

---

### ¿HOMBRES Y MUJERES FANTASEAMOS IGUAL?

Las fantasías, tanto en hombres como en mujeres, están muy mediatizadas por el contexto cultural y social, y hay que tener en cuenta que con los hombres siempre se ha sido más permisivo en cuanto al hecho de fantasear, y sobre todo en cuanto a hacer públicas sus fantasías. Respecto a los temas, los hay más recurrentes en un sexo que en el otro, pero tampoco tiene mucha importancia más allá de poner un titular concreto en un artículo de un periódico digital.

### ¿HAY FANTASÍAS SEXUALES PERJUDICIALES?

Si el tema de la fantasía te provoca malestar o se vuelve obsesivo, puede ser negativo. Si eso te ocurre no te aferres a la historia o a las imágenes, déjalas pasar o sustitúyelas por otras más amables y seguro que poco a poco dejarás de imaginarlas.

---

## FAQs
### (Preguntas frecuentes a una sexóloga en los últimos 20 años)

**¿El coito vaginal es la única manera natural de tener sexo?**
El coito vaginal es la conducta sexual imprescindible si el objetivo principal de la relación sexual es la procreación. También es natural hacerlo por placer y como expresión de sentimientos afectivos hacia otra persona, aunque para ambas situaciones se pueden incorporar otras conductas sexuales gratificantes aparte del coito vaginal.

**¿Por qué las mujeres tenemos menos ganas de sexo?**
Las generalizaciones suelen ser incorrectas, y en el sexo aún más. A pesar de que la falta de deseo es una de las causas más frecuentes de consulta por parte de las mujeres, cada vez más hombres buscan asesoramiento por el mismo problema. Los investigadores e investigadoras ponen de relieve aspectos biológicos, pero también socioculturales, que a veces confirman la

tesis de que es así, si bien otros lo desmienten. Lo importante es lo que cada persona siente y desea en cada momento, independientemente de los tópicos que pueden correr por determinados foros o conversaciones de bar.

**Las personas que van en silla de ruedas, ¿tienen orgasmos?**
Todo depende de la lesión que tenga cada persona. La sexualidad, de todos modos, es algo más que tener orgasmos, y además todas las personas, tengan o no una discapacidad física, mental o sensorial, son seres sexuales y por lo tanto tienen derecho a disfrutar de su sexualidad. Las limitaciones para este goce vendrán dadas por el tipo y grado de discapacidad, aunque a menudo es la sociedad quien las hace incapaces o no aptas para participar en la actividad sexual y para ejercer los derechos y responsabilidades parentales.

**¿El orgasmo clitoriano es menos importante que el vaginal?**
Fue Sigmund Freud quien en 1905 declaró que el orgasmo clitoriano era característico de la infancia y la adolescencia y el vaginal de la edad adulta. Según esta hipótesis, las mujeres que llegaban al orgasmo por la estimulación del clítoris y tenían dificultades para hacerlo por estimulación vaginal eran consideradas inmaduras y frígidas. En la actualidad, las científicas y científicos todavía no se ponen de acuerdo en si son dos tipos distintos de orgasmo, pero lo que sí está claro es que lo importante es sentir el placer, independientemente de si es por estimulación clitoriana o vaginal.

**¿Las mujeres también eyaculan cuando tienen un orgasmo?**
Algunas mujeres emiten un líquido bioquímicamente parecido al semen en el momento del orgasmo. En la mayoría de los casos la cantidad es tan pequeña que ni la mujer ni su pareja se

percatan del fenómeno, pero a veces la cantidad es bastante abundante. Este fluido no es orina, sino que está producido por las glándulas uretrales y periuretrales que se encuentran en el canal uretral, de manera que se ha denominado «la próstata femenina», y el fenómeno «la eyaculación femenina». Como ya he escrito antes, la mayoría de las «eyaculaciones femeninas» son discretas. De todas formas, si eres de las que segregan mucha cantidad de este líquido y eso te hace sentir incómoda durante las relaciones sexuales, consulta a tu ginecólogo.

### ¿Cómo puedo conseguir feromonas?

Las feromonas son unos compuestos químicos que se segregan a través de la piel y que modulan la sexualidad de la mayoría de los animales. En los humanos no está demostrado que la atracción se deba solamente a la percepción de determinadas señales químicas, porque también son muy importantes los factores psicológicos y del entorno. Puedes comprar feromonas sintéticas solas o mezcladas con otros aromas que están disponibles en el mercado, pero para seducir y atraer sexualmente solo serían un aspecto comunicativo más. Quizás es la percepción subjetiva de llevarlas encima lo que te puede hacer triunfar.

### ¿Cómo se masturban las mujeres? No lo he hecho nunca y no sé cómo empezar...

Busca una zona tranquila para que nadie te moleste. Comienza por excitarte con alguna fantasía sexual, recordando alguna escena picante o leyendo algún texto erótico. Utiliza algo de lubricante y empieza a estimular la zona del clítoris y los labios menores con los dedos. Puedes ayudarte también acariciándote los pechos y otras zonas que te guste que te acaricien. Frota los puntos de placer de tus genitales hasta que llegues al clímax. Con la práctica lograrás cada vez más placer.

**¿Por qué las mujeres son más lentas para llegar al orgasmo?**
La supuesta lentitud de las mujeres viene dada por la comparación entre la respuesta sexual del hombre y la de la mujer, tomando como modelo la del hombre. El tiempo que se tarda en llegar al orgasmo depende del grado de deseo, de la capacidad de excitación y también de la adecuada estimulación, y no tanto de ser hombre o mujer. El hecho de ser más rápida o más lenta no está relacionado con la intensidad del orgasmo ni tampoco con la satisfacción de la relación sexual.

**¿Cuánto ha de medir un pene para llegar al punto G?**
La medida del pene no está relacionada con la estimulación del punto G, pues este se encuentra muy cerca de la entrada de la vagina. El punto que debe su nombre al ginecólogo alemán Ernst Gräfenberg se supone que es una estructura parecida al tejido cavernoso del pene. Se halla a una distancia de entre 2,5 y 7 centímetros de la entrada de la vagina y en el momento de la excitación se llena de sangre y aumenta de tamaño. Y escribo *se supone* porque los científicos no se ponen de acuerdo sobre su existencia. Hay quien afirma que es una estructura propia, mientras que para otros forma parte de una zona más amplia y compleja formada por el clítoris, la vagina y la uretra. De todas formas, no está de más intentar encontrarlo y experimentar diferentes sensaciones, a solas o en pareja. Introdúcete un dedo en la vagina y cuando esté dentro flexiónalo para que tome forma de anzuelo, y con el pulpejo del dedo presiona la parte anterior de la vagina hacia tu pubis. También se puede estimular en pareja mediante la postura del misionero (el hombre encima) o del perrito (a cuatro patas y el hombre penetrando por la parte posterior).

**Soy una mujer que no sabe cuándo tiene un orgasmo. ¿Cuándo sabes exactamente que has tenido uno? ¿Puede haber orgasmos silenciosos, en que no puedas o no te salga gritar?**
Todas las mujeres pueden llegar al orgasmo, aunque algunas se bloquean cuando intentan conseguirlo. La sensación de orgasmo es inconfundible: un placer muy intenso que comienza en la zona de los genitales y se extiende por todo el cuerpo, pero que tiene una duración muy breve. Seguro que si lo has experimentado, o cuando lo tengas, lo identificarás rápidamente. No todas las mujeres necesitar gritar ni escenificar el orgasmo, pero está comprobado que hacerlo aumenta las sensaciones placenteras.

Prueba a estimular tu clítoris con el dedo, o mejor con un vibrador (y así no te cansarás), y también con lubrificante y con ayuda de fantasías o lecturas eróticas que te ayuden a ponerte en situación. Intenta abandonarte al goce y a las sensaciones, y el orgasmo acabará por llegar.

**A veces tengo fantasías que me generan malestar. ¿Es normal?**
Hay fantasías que pueden perturbarnos porque no encajan en nuestra escala de valores sexuales. Si es así, no te obsesiones con ellas, déjalas pasar y sustitúyelas por otras que te hagan sentir mejor.

**Tengo una fantasía sexual recurrente: practico un trío con mi pareja y un desconocido. ¿La he de poner en práctica para quedarme tranquila o no hace falta?**
El hecho de tener una fantasía sexual determinada no indica necesariamente que la tengas que poner en práctica. La fantasía sexual es tuya y tú controlas, porque el guion es tuyo y lo modificas según tus deseos. Una vez la pases a la realidad habrá muchos aspectos que escaparán a tu control.

**¿Todas las mujeres pueden ser multiorgásmicas?**
La capacidad de tener orgasmos secuenciales pueden tenerla casi todas las mujeres, pero no se ha de incorporar como una obligación en cada relación sexual o masturbación. Jugar a tener múltiples orgasmos puede ser divertido si no se convierte en un deber.

# 3

## Ser mujer, sentirse mujer

¿Qué es sentirse mujer hoy día? Pero también, ¿qué es ser mujer? ¿Está relacionado con la orientación del deseo? Son preguntas que están muy vinculadas con la vivencia de la sexualidad y parece que ya no son tan fáciles ni rápidas de responder como hace unos años. Quiero agitar un poco tu cerebro femenino y empezaré facilitándote unas definiciones y clasificaciones que espero que no te resulten pesadas; en medio incorporaré algunos ejercicios que puedes hacer mentalmente o por escrito y, finalmente, unas reflexiones para que seas tú quien acabe seleccionando tus respuestas. Antes, sin embargo, te quiero explicar un caso que yo titulo «La regresión». No tiene que ver con médiums, ni con vidas anteriores, ni con hipnosis. Tiene que ver con una pareja de lesbianas de Tortosa a las que atendí en mi consulta hace pocos años y tiene también que ver con la literatura.

Una era Judith (29 años y con una salud sexual muy lúdica). La otra era Carla (33 años y con una apatía descomunal en cuanto al sexo). Por las definiciones entre paréntesis, habrás deducido que la dificultad que tenía esta pareja también estaba relacionada con la falta de deseo sexual de una de sus componentes. Lo que evidencia, rompiendo mitos, que no solo las parejas heteros tienen este tipo de problemas.

En ese caso, había que hacer recordar a Carla las primeras fantasías sexuales que había tenido con Judith. En definitiva, rebuscar en la memoria, porque lo que había sentido lo podía volver a sentir: reengancharse a las sensaciones del enamoramiento, cuando el deseo estaba por las nubes.

Ella misma me dio la idea cuando me dijo que era una gran lectora y aficionada a la escritura.

—¡Perfecto! —exclamé—. Debes imaginar aquellas sensaciones y fantasías que te excitaban. Pero lo tienes que hacer escribiendo un relato. Debes escribir un cuento.

Y así lo hizo. El cuento se titulaba precisamente «La regresión», y tengo que confesarte una cosa: es tan bueno y está tan bien escrito que se la disputan varias editoriales. Ahora, además, ¡Carla y Judith tienen un sexo de premio Nobel!

Por cierto que, recordando a esta pareja, me ha venido a la memoria el caso de Mercedes, de Gavà, de 35 años, una alta ejecutiva, con una carrera profesional excelente y una proyección internacional envidiable. Cuando la conocí estaba casada con un hombre y tenía dos hijos. Y algo más: era (y sigue siendo) una mujer guapísima y muy atractiva. Su caso lo denomino «Erasmus».

Cuando me vino a ver a la consulta me confesó, muy compungida, que se sentía muy mal, muy descolocada. Que algo se había roto en su interior. Resulta que ella siempre había sabido que era lesbiana, pero por imposición de su madre, una mujer muy controladora y rígida, siempre había intentado ser lo más heterosexual posible. Incluso, cuando era pequeña, una psicóloga se dio cuenta de su auténtica orientación sexual y la madre, otra vez, se negó a aceptar ese hecho. Y Mercedes fue creciendo sabiendo que era diferente, pero como era una chica muy inteligente y muy racional (y también muy obediente), intentó apartar aquella sensación todo lo que pudo.

En su último año de carrera la universidad le concedió una beca Erasmus en París. Cuando llevaba dos meses en la capital de Francia conoció a Cécile, una chica de Dijon, que compartía algunas asignaturas con ella en La Sorbona. Se entendieron enseguida. Hablaban, reían, se lo pasaban la mar de bien. Y también se enamoraron perdidamente. Con Cécile, Mercedes tuvo su primera experiencia sexual (y la segunda y la tercera). Pero claro, el Erasmus se terminó y Mercedes, de retorno a Cataluña, decidió que había que volver a actuar como siempre había hecho: con una extrema racionalidad. Poco tiempo después conoció a Alonso, se casaron y tuvieron dos gemelos.

Un día, su jefe en la empresa le dijo que tenía que asistir a un congreso porque necesitaban a una persona que hablase francés a la perfección.

—Lo hablo bastante bien —afirmó ella—. ¿Y dónde lo celebran?

—En París. Son cinco días.

Mercedes, evidentemente, conocía el idioma y conocía perfectamente la ciudad, ya que diez años atrás había estudiado allí (y se había enamorado en secreto). No tuvo ningún inconveniente en ir. De hecho, le apetecía mucho, ya que las charlas podían ser muy provechosas para los nuevos proyectos que estaban arrancando en el trabajo.

El primer día del congreso, sin embargo, tuvo un sobresalto (y no sería el único). Se durmió y llegó unos minutos tarde. No le quedó otro remedio que sentarse en las últimas filas de la sala donde se impartían las conferencias; al entrar divisó una de las pocas sillas vacías y se sentó sin hacer mucho ruido. Cuando llevaba unos minutos escuchando a la ponente, el corazón se le encogió y las pulsaciones se le dispararon. En el escenario, tras aquel atril escasamente iluminado por el reflejo de las diapositivas, la mujer que daba la conferencia le sonaba de algo. Se la miró con mucha más atención. Rubia, alta, delgada. Con unos movimientos y una cadencia de voz incomparables. Sí, era ella. La mujer que impartía la conferencia era Cécile.

Ya os podéis imaginar qué ocurrió, ¿verdad? Las dos mujeres se reencontraron una década después y el amor, la pasión y el sexo rebrotaron de nuevo como cuando eran dos jovencitas de veintipocos años. Pero como el Erasmus, el congreso también se acabó y Mercedes regresó a Cataluña. Ahora bien, esta vez no fue lo suficientemente fuerte como para retener sus sentimientos y cuando llegó a Gavà se lo explicó todo a Alonso.

Él, sorprendentemente, la comprendió y le propuso que retornara a París para comprobar si lo que sentía era real. Ella lo hizo y sí, era real. Después, Alonso le expresó que aceptaba su condición y que aceptaba sus relaciones con Cécile, pero que quería seguir casado y conviviendo con ella. La reacción de su marido la confundió más todavía.

Fue en este punto de la historia cuando conocí a Mercedes. Acudió a mi consulta con una única pregunta:

—Carme, quiero saber qué soy.

La verdad es que Mercedes tenía un conflicto importante. Había que hacerle ver que tenía que aceptarse. Había que hacerle entender que había abusado del uso de una lógica impuesta y equivocada (y también de escuchar demasiado a su madre) durante toda su vida. Aquel caso era un paradigma de hasta qué punto la racionalidad no puede vencer a la propia orientación sexual, por mucho que nos lo digan los demás.

Ella era lesbiana. De hecho, al icono del programa Erasmus, el humanista Erasmo de Rotterdam, se le atribuye el siguiente aforismo: «El súmmum de la estupidez es aprender lo que después hay que olvidar».

Hoy en día Mercedes vive en París con Cécile y con sus hijos. Alonso se ha vuelto a casar y las visita a menudo. Son felices. A los seis les encanta pasear por el Quinto Distrito, muy cerca de La Sorbona. Allí donde empezó (o acabó) todo.

## Definir para aclarar

«No me gustan las categorías, pero entiendo que a veces son inevitables.»
SONIA, 35 años (de nacimiento, FERNANDO)

Comienzo este apartado con una de las palabras más utilizadas en este libro: *sexualidad*. Y aprovecho la definición de la OMS porque es clara y muy exhaustiva: «Es un aspecto central de la persona a lo largo de su vida y engloba el sexo, la identidad de género y los roles, la orientación sexual, el erotismo, el placer, la intimidad y la reproducción. La sexualidad se vive y se expresa en pensamientos, fantasías, deseos, creencias, actitudes, valores, conductas, prácticas, roles y relaciones. Aunque la sexualidad puede incluir todas estas dimensiones, no todas ellas se experimentan o se expresan siempre. La sexualidad está influida por la interacción de factores biológicos, psicológicos, sociales, económicos, políticos, éticos, legales, históricos, religiosos y espirituales».

*Sexo, identidad, género, roles…* son palabras que forman parte del universo sexual y que a veces se prestan a confusión. Sigo, pues, para intentar aclararte los conceptos.

## SEXO

Aunque coloquialmente utilizamos la palabra en un sentido muy amplio, su definición más formal hace referencia a los caracteres físicos, anatómicos y genitales de carácter biológico. Es, por lo tanto, el sexo biológico e incluye los siguientes elementos:

1. Sexo genético: revelado por el número de cromosomas (46XX o 46XY en las personas).
2. Sexo hormonal: el equilibrio andrógino-estrógeno.
3. Sexo gonádico: la presencia de testículos u ovarios.
4. Morfología de los órganos internos de reproducción.
5. Morfología de los genitales externos.

Es decir, somos, en un principio, machos o hembras. Y escribo «en un principio» porque alrededor de uno de cada 100 nacimientos presenta alguna diferencia en cuanto al desarrollo sexual, y uno de cada 2.000 bebés tienen órganos genitales que no permiten contestar de manera taxativa a la pregunta de si es niño o niña. La existencia de personas intersexuales demuestra que a veces a escala biológica la división entre machos y hembras no está tan clara y que no somos tan binarios como nos hacen creer.

## IDENTIDAD SEXUAL

Es un concepto que está muy relacionado con el sexo biológico, y determinados autores o autoras incluso lo utilizan como sinónimo. A partir del sexo biológico que se nos asigna al nacer, la persona va conformando la representación de sí misma y de los demás como hombre o mujer, sin olvidarnos de las personas intersexuales.

## Género

Es el conjunto de características sociales, culturales, políticas, psicológicas, jurídicas y económicas que la sociedad asigna a las personas de forma diferenciada como propias masculinas o femeninas mediante la educación, el uso del lenguaje, la familia, las instituciones o la religión. Los géneros son construcciones socioculturales y, por lo tanto, modificables, y se van transformando con y en el tiempo.

La diferenciación entre *sexo* y *género* resulta imprescindible, pues el primer término designa los caracteres físicos, anatómicos y genitales de carácter biológico, mientras que el género alude a las características culturales definidas por cada sociedad como masculinas o femeninas.

## Identidad de género

Es el hecho íntimo de ser hombre o mujer, cómo te sientes contigo misma por el hecho de ser mujer y comportarse como tal.

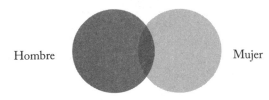

Hombre          Mujer

Seguramente en tu caso, tu sexo o identidad sexual coincide con tu identidad de género, es decir, al nacer te asignaron ser mujer y estás conforme con esta asignación. Eres lo que se denomina una mujer *cisgénero*. Pero hay personas que no encajan en las categorías hombre-mujer, y que se cuestionan los significados de los roles de género y reivindican identidades más fluidas. Aquí tienes un resumen de las categorías, porque es importante saber que existen otras realidades:

- **Andrógino:** Persona que proyecta una imagen de género ambigua, mezclando deliberadamente rasgos masculinos y femeninos.

- **Genderqueer:** Persona disconforme con las concepciones binarias y estáticas del género.

- **Género neutro:** Persona que, más allá de sus características físicas, no se identifica con ningún género.

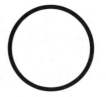

- **Intersex:** Persona con características físicas sexuales que no es fácilmente catalogable como masculina o femenina.

- **Transexual:** Persona disconforme con el género que le asignaron al nacer y que realiza modificaciones corporales mediante hormonas y cirugías para ser leída según su género elegido. Si no se ha realizado modificaciones corporales, se denomina *transgénero*.

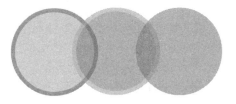

  - *Hombre trans*: Persona disconforme con el género femenino que le fue asignado al nacer y que transita para ser leído como hombre. Esta transcripción puede ser solo social o incluir modificaciones corporales.

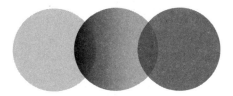

– *Mujer trans*: Persona disconforme con el género masculino que le fue asignado al nacer y que transita para ser leída como mujer. Esta transición puede ser social o incluir modificaciones corporales.

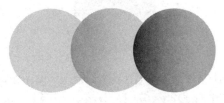

• **Hombre cisgénero:** Persona asignada como hombre al nacer y que está conforme con esta asignación.

• **Mujer cisgénero:** Persona asignada como mujer al nacer y que está conforme con esta asignación.

- **Travesti:** Persona a la que le gusta o que prefiere vestirse esporádicamente o de forma más continuada con la ropa considerada propia del género contrario al que le fue asignado al nacer.

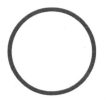

ROLES DE GÉNERO

Patrones conductuales que cada persona adopta para expresar su identidad social. Son los comportamientos que el resto de las personas de tu alrededor esperan de ti por el hecho de ser mujer. Los roles de género se aprenden en un proceso denominado *socialización de género.*

*Identificando tu socialización de género*

No te será difícil identificar qué comportamientos se esperan de una niña, chica o mujer en nuestra sociedad. Y partiendo de la frase resumen de la obra de Simone de Beauvoir («No se nace mujer: se llega a serlo»), ¿cuáles crees que han sido los modelos, normas, valores, creencias... que más han influido en tu devenir como mujer? ¿Qué estereotipos de género puedes identificar en ti misma o a tu alrededor que crees que han influido en tus expectativas de vida?

# Ser y sentirse

## MUJERES DE HOY EN DÍA

Contamos con destacadas investigadoras y científicas de todo el mundo —españolas, latinas, anglosajonas, árabes, etc.— que han dedicado, y dedican, su tiempo profesional y personal a ayudarnos a entender qué ha sido ser mujer en el pasado y qué es ser mujer en la actualidad en diferentes culturas y sociedades.

Como te imaginas, no las puedo nombrar a todas porque por suerte ya son muchas, ni tampoco explicar sus teorías o conclusiones porque no es el objetivo del presente libro, pero no quería continuar este capítulo sin reconocer que todas ellas me ayudan mucho tanto en el diagnóstico como en la tarea de desenmarañar el complejo entramado de pensamientos, sentimientos y actitudes que inciden en una disfunción sexual femenina, en el malestar emocional de muchas mujeres o en las distintas problemáticas que presentan muchas parejas.

Y enseguida me viene a la memoria Celia, una joven de 27 años que aparece en la consulta porque es incapaz de llegar al orgasmo en pareja. Ha realizado sus estudios universitarios y másteres en universidades del mundo y actualmente trabaja en una fundación. En su vida sexual y afectiva ha tenido varias parejas, pero con ninguna ha conseguido llegar al orgasmo. No entiende por qué no puede hacer como sus amigas, aunque al mismo tiempo manifiesta:

—Para tener una sexualidad satisfactoria creo que hay que tener pareja con un compromiso de larga duración.

Tiene muy claro qué quiere en su vida profesional, pero en la parte personal y afectiva aparece la inquietud:

—Soy la rara de mi familia, la mayoría de mis primas viven en el mismo pueblo donde nacieron y ya están casadas o a punto de hacerlo.

Es hija única, aunque sus padres siempre la han animado a estudiar y trabajar fuera de su país de origen. Todavía recuerda con mucho cariño la primera relación de pareja con un chico de su pueblo que terminó tan pronto como ella regresó de su primera temporada en el extranjero. Su concepción idílica del amor y la sexualidad se resume en una frase: «Ya no hay hombres como los de antes». Cuando le pregunto si ella quiere ser una mujer de las de antes, sumisa, abnegada y frígida, y utilizo deliberadamente esta última palabra, que es de otra época, abre los ojos como platos y exclama «¡¡¡no!!!» y a continuación empieza a reírse porque se ha dado cuenta de que un tipo de hombre conlleva también un tipo de mujer. En las siguientes sesiones Celia va aceptando sus contradicciones, trabajando cuáles son sus ideales y contrastándolos con la realidad; conformando poco a poco sus propios valores sexuales y afectivos, que sabe que son multidimensionales y acaso cambiantes, pues es una mujer del siglo XXI.

Como ya te comentaba en el capítulo sobre educación sexual, el hecho de que hoy tengamos tantos *inputs* contradictorios desde la infancia y la adolescencia provoca que a muchas de nosotras se nos forme un embrollo en la cabeza sobre lo que deseamos respecto a las relaciones sexuales y afectivas. Por un lado miramos algunas telenovelas o películas en que las relaciones afectivo-sexuales son muy tradicionales —hombres duros y mujeres que todo lo sacrifican por el guapo protagonista—; también oímos en Spotify o en la radio canciones de amor eterno o de terrible desamor; en otro momento, los anuncios de televisión tan pronto te recomiendan un detergente para ser una buena ama de casa como una colonia para parecer una diosa del Olimpo; y por otro lado, una amistad de Facebook cuelga una proclama feminista con la que estás totalmente de acuerdo, y al mismo tiempo te enteras por un mensaje privado de que otra se separa porque su pareja le ha sido infiel...

Todo ello nos hace mujeres modernas con diversas creencias tradicionales, y a menudo estas están más arraigadas en el ámbito íntimo y sexual y cuestan más de renovar. Es como si periódicamente nuestro *software* general se actualizase, pero siempre quedaran ficheros «patriarcales» en nuestro cerebro que de vez en cuando nos jugaran malas pasadas.

### LOS PLATOS TAMBIÉN TIENEN SEXO

Muchas mujeres comparten la mayoría de las premisas básicas del feminismo, aunque no lo reconozcan como tal, porque, desgraciadamente, a muchos —y también a algunas— les ha interesado tergiversar buena parte de sus postulados. También bastantes hombres comulgan con los principios de igualdad entre hombres y mujeres y quieren establecer relaciones igualitarias con sus parejas. Así, buena parte de las parejas son en sus inicios igualitarias: trabajan los dos, comparten las tareas domésticas y gestionan de modo equitativo otros aspectos de su vida en común. Ahora bien, cuando llega la criatura comienzan las diferenciaciones de roles, y no lo dice solo mi experiencia, sino también trabajos longitudinales de prestigiosas universidades.

Nora tiene 40 años y una falta de deseo sexual que ya hace unos cinco años que dura. Está siempre agotada: «Prefiero dormir que practicar sexo». Hace diez años que ella y Felipe se casaron y tienen una niña de 6 años. Es autónoma y hace siete años, cuando acabó un máster, montó una empresa de la que es gerente y comercial. Le parece que se organiza bien el trabajo porque lo hace desde casa y así puede «poner lavadoras entre llamada y llamada». Cuando le pregunto si comparte las tareas de casa con su marido, contesta:

—Ayuda... pero él cree que hace más de lo que verdaderamente hace... porque la carga de la casa y la niña es casi toda mía... De todas formas, se molestaría si me oyese decir esto.

A menudo, tras una desgana sexual hay un agotamiento mental y físico por una doble o triple jornada, y el problema es que muchos hombres no son conscientes de ello. Cuando le propongo a la pareja una rejilla con un nuevo reparto de tareas, las caras de escepticismo de ambos son clamorosas, porque poco se imaginaban que venir a la sexóloga por una falta de deseo significase haber de renegociar quién lava los platos.

## SOLA O BIEN ACOMPAÑADA

No hace falta comenzar con el dicho «Más vale sola que mal acompañada», porque tal vez consideres que soy poco profunda en mi reflexión, pero me atengo a que filósofos y filósofas han especulado sobre la soledad existencial que todas las personas tenemos que aceptar. Solo desde la oportunidad de estar y sentirte sola puedes crear vínculos saludables con otras personas. Estos vínculos pueden ser más líquidos o más sólidos, más duraderos o más ocasionales, pero solo si logras encontrarte bien en tu soledad podrás renunciar a las relaciones tóxicas o evitarlas.

Joaquina viene recomendada a mi consulta por una amistad porque ha sufrido hace unas semanas una violación por parte de un presunto amigo (o alguien a quien consideraba como tal) y está muy afectada emocionalmente. No ha denunciado los hechos ni piensa hacerlo, en parte porque se siente responsable y en parte porque cree que no tiene pruebas concluyentes. Tiene 45 años, estudios primarios y trabaja de charcutera en un gran supermercado. Estuvo casada siete años con un hombre a quien dejó cuando él empezó a maltratarla físicamente: «No estaba dispuesta a soportar la misma vida que mi madre». Desde entonces ha intimado, afectiva y sexualmente, con distintas parejas y amistades. Tiene mucho miedo a sentirse sola pero no a vivir sola, a lo que ya se ha acostumbrado, si bien le ha costado bastante. No se siente completa si no vive en pareja, aunque las experiencias que ha tenido no han sido demasiado satisfactorias. Incluso se ha llegado a plantear comenzar a mantener relaciones afectivo-sexuales con mujeres, porque fantasea que tal vez así no tenga tantos desengaños.

Joaquina cae en una trampa con la que muchas mujeres tropiezan: una mujer no tiene una vida completa si no está unida a un hombre. Y quizás era una trampa necesaria hace décadas en nuestro país, pero actualmente ya no. Ahora bien, toda mujer necesita haberse liberado de determinados tópicos y también, no lo olvidemos, tener una independencia económica. Y entre los tópicos destaco uno que oí en una canción de carnaval cantada por una chirigota femenina: «Cuando una mujer está soltera, es una *solterona*; en cambio, cuando es un hombre, se le considera un *soltero de oro*». Ser soltera o vivir sola no es ninguna desgracia, ni significa que seas una mujer extraña a la que ningún hombre soporta y que por eso debes conformarte con vivir así. Tal vez no hayas encontrado a la persona idónea para emparejarte o bien has tomado esa decisión de forma racional porque has descubierto que te gusta mucho más estar sola.

### El encanto del malo de la película
Maricel aparece el primer día de terapia muy trastornada. Tiene 35 años, es economista y ocupa un cargo ejecutivo. Su marido es funcionario y solicitó una reducción horaria para atender a las dos hijas que tienen en común. No entiende qué le está pasando: se siente muy atraída sexualmente por Santi, el

mejor amigo de su esposo. Santi es la antítesis de su cónyuge: un seductor soltero y calavera que va de flor en flor. Desde hace unos tres meses se siente muy nerviosa cuando llega a casa y no deja de pensar en que quiere tener relaciones sexuales con él. Se lo ha explicado a su marido y este ha sido muy comprensivo; demasiado, explicita ella, porque incluso le ha comentado que repiense lo que desea:

—Él me quiere mucho y me dice que me tome mi tiempo, pero que si quiero seguir con él quiere que esté segura de mi decisión.

Si hicieses una encuesta entre tus amigas, tengas 20 o 60 años, sobre qué compañero quieren para compartir la vida, seguro que gana el perfil tipo: hombre que trata con respeto a su pareja, tiene en cuenta sus opiniones, expresa sus sentimientos, comparte las tareas domésticas y la cría de los hijos… Entonces, ¿por qué algunas terminan sintiéndose atraídas, o incluso conviviendo, con hombres que no cumplen ni una de estas características? Es el supuesto encanto del malo de la película: individuos con una dura coraza, herméticos, manipuladores y que no manifiestan ni una pizca de empatía, que parecen seductores pero que a menudo son solo depredadores. Muchas mujeres creen que ellas los podrán transformar en una persona mejor, que sabrán sacar lo bueno que tienen muy adentro, pero nada más lejos de la realidad, según mi experiencia profesional.

Deshacerse de los mitos erróneos respecto a las relaciones afectivo-sexuales es una tarea que requiere tiempo y solo se consigue desde la reflexión propia. Debes preguntarte qué tipo de relación afectiva y sexual quieres y desde aquí buscar la pareja, sin tergiversar situaciones que en realidad no se están dando ni focalizar en un posible futuro mejor, cuando los comportamientos actuales no son los adecuados.

## MADRES Y ESPOSAS PERFECTAS

El amor como sacrificio es un continuo en las terapias sexuales y de pareja: mujeres que esconden sus verdaderos deseos y su bienestar por el bien de la familia. Parece fruto de algunas telenovelas basadas en la época victoriana o procedentes de televisiones hispanoamericanas, pero en cierto grado todavía está en el imaginario de muchas mujeres, jóvenes y adultas. La subordinación a un bien común, que a veces llega al extremo de negarse como persona con derechos, se encuentra en muchas decisiones de vida de muchas mujeres. Se niegan el derecho a poder decir no a determinadas relaciones sexuales, a aceptar el desprecio o a ser ignoradas o desatendidas de manera constante por su pareja.

Pero en algunas ocasiones esta subordinación termina de forma repentina. El desencadenante puede ser la superación de una grave enfermedad, la emancipación de los hijos, la muerte de un familiar cercano o incluso la participación en un grupo de crecimiento personal.

Como en el caso de Irene, de 52 años. Parecía feliz con la vida que llevaba: un matrimonio de 30 años de convivencia, un hijo estudiando una carrera universitaria y estabilidad económica gracias a una empresa familiar en la que ella se encargaba de la parte administrativa y su marido de la gerencia. Pero después de superar un cáncer de mama toma la decisión unilateral de separarse. Su familia de origen, su marido y su hijo se alarman ante la repentina decisión y le recomiendan que busque ayuda. Irene me explica que nunca ha tomado una decisión por sí sola en toda su vida ni ha hecho nada sin consultárselo a alguien, y que además su vida en pareja ya es solo una convivencia sin ningún vínculo afectivo ni sexual. Cuando le hago la pregunta de si había hecho saber eso a su marido cuando empezó a sentirse así, su respuesta es: «No creía que fuese importante, y además él ya lo debería haber intuido por mi distanciamiento».

Este comportamiento pasivo, fruto del aprendizaje de sacrificio, provoca mucho malestar emocional, que, según estudios y la experiencia de otros profesionales, puede facilitar incluso la aparición de enfermedades psicosomáticas. No podemos esperar que el otro adivine lo que necesitamos y queremos como por arte de magia, ni tampoco sacrificarnos hasta el extremo de desdibujarnos como personas. Es urgente educar en asertividad y en habilidades sociales para que las mujeres acaben expresando lo que necesitan, desean y quieren desde la infancia y también en la edad adulta, y sean capaces de luchar por conseguirlo. Además, los hombres deben reconocer a sus parejas como iguales y no como un mero apéndice o, como señala la Biblia, fruto de una costilla.

## La mismidad

Y pensarás, ¿qué es esta palabreja de la *mismidad*? Pues significa la condición de ser una misma. Pero no es sencillo, y terminamos consiguiéndolo a base de tropiezos. Se conforma a partir de la superación de creencias antiguas y de incluir grandes dosis de independencia, autoconfianza, dignidad, cuidado y desarrollo personal y de la experiencia de la propia autoridad, entre otras cosas. Esta mismidad nos hace vivir la sexualidad y las relaciones amorosas desde una igualdad con el otro o la otra y, por lo tanto, con las mínimas distorsiones posibles.

Pero no todas las mujeres hemos conseguido el mismo grado de mismidad, y este, como puedes imaginar, no es estático, sino que evoluciona fruto de nuestras vivencias y decisiones y también de avances sociales, políticos o legislativos que nos pueden influenciar. A lo largo de tu vida seguro que te has encontrado con situaciones que han hecho tambalear tu esencia de mujer y que te han hecho replantearte si lo que sentías o hacías era lo correcto o te estabas traicionando a ti misma. Vivir desigualdades de trato respecto a tus hermanos cuando eras pequeña, haber experimentado relaciones afectivas violentas, sufrir una situación de discriminación laboral por el hecho de ser mujer o sentirte cuestionada por no querer ser madre son circunstancias negativas que te pueden haber empujado a revisar creencias y valores propios y a irlos adecuando para acabar siendo cada vez más tú misma, aceptando así tu mismidad. Pero también seguro que has tenido experiencias positivas que te han influido, como el apoyo de una amistad en una situación personal difícil, la pertenencia a una asociación profesional o de mujeres o unos talleres vivenciales.

### Identificando tu mismidad

- ¿Cuáles crees que han sido los acontecimientos o circunstancias que te han convertido en la mujer que eres ahora?
- ¿Cómo definirías tu mismidad?
- ¿Cuáles son los elementos negativos que has superado y cuáles, más positivos, has adoptado?
- ¿Cuáles son los valores y creencias que guían tu actual comportamiento?

SER MUJER, SENTIRSE MUJER

# La orientación del deseo

Soy muy consciente de que los ejemplos de los apartados anteriores eran de mujeres con relaciones heterosexuales. Es decir, mujeres que se sentían atraídas por hombres. Pero esto es solo un tipo de orientación sexual. Existen también mujeres que sienten deseo sexual y afectivo por otras mujeres (mujeres lesbianas); mujeres que se sienten atraídas de igual modo por hombres y por mujeres (mujeres bisexuales); mujeres que dicen enamorarse de una persona independientemente de su sexo (mujeres pansexuales); y también mujeres que no se sienten atraídas ni sexualmente ni afectivamente por ningún sexo (mujeres asexuales).

Esta diversidad en la orientación del deseo sexual y afectivo cada vez es más aceptada socialmente; de hecho, desde la transición democrática de los años ochenta, lesbianas y gais fueron logrando la legalización de sus asociaciones, la despenalización, la despatologización y, últimamente, la igualdad legal. Ahora bien, no todo el monte es orégano, y la homofobia está presente en muchas conductas de las personas heterosexuales, e incluso de algunas homosexuales.

A lo largo de más de veinte años de experiencia profesional he atendido a muchas parejas de lesbianas, a personas que querían entender por qué eran bisexuales y también a algunas que se identificaban con la más nueva de las orientaciones, la asexualidad.

## LA SEXUALIDAD LÉSBICA

A menudo las personas heterosexuales tienen una visión muy estereotipada de las relaciones sexuales y afectivas de las lesbianas. En referencia al sexo, les suelen venir a la mente imágenes de películas porno pensadas por hombres que no tienen nada que ver con la realidad lésbica, y sobre sus relaciones afectivas y de pareja se repiten los binomios masculino y femenino.

Si antes leías sobre la mismidad en el hecho de ser mujer, también en la orientación del deseo se ha de aplicar este concepto, tanto si es hetero como, todavía más, si es homo o bi. Cada pareja de lesbianas escribe su propia historia sexual y afectiva, porque a menudo no tienen modelos y los han de ir construyendo sobre la marcha.

Recuerdo el caso de Inés, una mujer lesbiana que acudía a la consulta porque tenía un bajo deseo y me comentó en la primera sesión que «no tenía ganas de tener relaciones sexuales con su pareja porque eran aburridas», pero lo que más me sorprendió fue cuando afirmó que en general las relaciones sexuales de las lesbianas eran aburridas. Confesó con la boca pequeña que, si no había penetración, faltaba algo en la relación sexual. El estereotipo dominante de la sexualidad heterosexual y centrada en el hombre marcaba la pauta, aunque a ella le gustasen las mujeres. Muy curioso.

Por otro lado, también resultan interesantes las lesbianas que consultan por vaginismo o dispareunia y que han recibido el comentario de otros profesionales de que no hace falta que se traten porque ellas no necesitan la penetración para su satisfacción sexual... Curioso también.

Y no puedo dejar de hacer mención de las mujeres parejas de lesbianas infieles, de las que no quieren tener hijos y se sienten mal, de las que no llegan al orgasmo y fingen, de las que quieren separarse y no saben cómo decirlo, de las que han sido maltratadas por su pareja también mujer... Es decir, problemas comunes entre mujeres independientemente de su orientación sexual.

## BISEXUALES, LAS MÁS CUESTIONADAS

—A ver, Carme, ahora que mi familia ha aceptado que soy lesbiana, ¿cómo les digo que me he enamorado de un compañero del máster?

Mi respuesta fue: «A lo mejor tú has de aceptar primero que eres bisexual...». Hay mujeres que sospechan desde siempre que sienten atracción por hombres y mujeres; y otras, en cambio, que se dan cuenta más tarde, cuando se enamoran de una amiga o tienen una pareja mujer y empiezan a sentirse atraídas por un hombre de su entorno. «Las mujeres bisexuales tienen el estigma social de que son más infieles porque tienen el doble de probabilidades de serlo»; esto no es más que un grosero chiste de un famoso al que no quiero nombrar, pero que parece que ha calado bastante en el imaginario colectivo.

Muchas mujeres bisexuales esconden conscientemente su orientación real, porque tienen miedo de que sus parejas actuales no las tomen en serio si saben que antes habían tenido relaciones con personas del sexo contrario al de su pareja actual. Parece que la categorización y la seguridad van a menudo de la mano, es decir, o carne o pescado, no puede gustarte todo, y por eso las personas bisexuales lo tienen un poco más complicado.

## ASEXUALES, LAS MÁS INCOMPRENDIDAS

He de reconocer que es la orientación que me plantea más incógnitas, porque me parece curioso que una persona no sienta ningún tipo de deseo sexual ni afectivo. De todas formas, entre las personas asexuales existen distintas categorías y hay quienes no sienten deseo sexual pero sí atracción afectiva o romántica y otras que no han sentido nunca deseo sexual ni romántico. No está relacionado con una situación traumática ni tampoco con una aversión sexual. Es otra manera de sentir y vivir, y quieren visibilizarse así. Tienen todo el derecho.

Josefa, de 62 años, había tenido la sensación, durante toda su vida, de que era diferente: nunca había sentido ningún tipo de atracción por ningún hombre o mujer. Eso la preocupó de joven, atribuyéndolo a una educación religiosa muy estricta, lo aparcó mentalmente y se dedicó de lleno a los estudios, primero, y luego a su profesión. Tuvo algunas relaciones de pareja para «parecer normal» y por curiosidad, pero no duraron mucho y, de hecho, tampoco se sentía del todo mal sin ningún hombre a su lado. Siempre ha tenido muchas amistades y es muy extravertida, pero reconoce que nunca ha comentado este tema con nadie. Un día, leyendo un artículo en un periódico sobre la asexualidad, decide pedir hora para confirmar si eso existe y si ella puede serlo. La recuerdo saliendo de la consulta muy aliviada.

## FAQs
### (Preguntas frecuentes a una sexóloga
### en los últimos 20 años)

**¿Es cierto que las lesbianas no tienen un gran repertorio sexual?**
La penetración no es imprescindible en una relación sexual para sentirse satisfecha sexualmente. Esta idea «coitocéntrica» resulta de comparar o incluso intentar extrapolar la relación heterosexual a la relación entre dos mujeres. De todas formas, el hecho de que ninguna tenga pene no significa que no puedan practicar la penetración si les apetece.

SER MUJER, SENTIRSE MUJER

**¿Las personas bisexuales son más viciosas?**
La bisexualidad es una orientación sexual más, no es ninguna perversión ni parafilia. Las personas bisexuales sienten atracción sexual o afectiva hacia personas de más de un género y esto no está relacionado con el hecho de que sean más promiscuas ni más infieles que las heterosexuales o las homosexuales.

**Estoy hecha un lío: no sé si estoy enamorada de mi amiga. Siempre he tenido relaciones afectivas y sexuales con hombres. A los 30 años ya lo tendría que tener claro, ¿no?**
La orientación sexual no es una construcción estática, sino que evoluciona con las vivencias. Tampoco es tan dicotómica como nos pensamos, es decir, hay personas que pueden ser predominantemente heterosexuales y ocasionalmente homosexuales, y otras que se sienten atraídas sexual o afectivamente por hombres y mujeres. Debes estar abierta a tus sentimientos y no angustiarte en exceso.

**¿Se puede cambiar la orientación sexual de una persona con tratamientos o terapia?**
La respuesta es no. Ni la homosexualidad ni la bisexualidad son enfermedades y por lo tanto no requieren ningún tratamiento. Es cierto que existen algunos terapeutas que practican lo que se denomina «terapias de conversión» y que afirman haber conseguido un cambio en la orientación sexual de sus pacientes —de homosexual a heterosexual—, pero suelen ser profesionales o miembros de organizaciones con una ideología que repudia la homosexualidad, y son muy cuestionables tanto por las estrategias utilizadas como en cuanto a la permanencia en el tiempo de sus resultados. De hecho, la mayoría de las asociaciones profesionales relacionadas con la psiquiatría, la

psicología y la sexología alertan de este tipo de terapias por su impacto perjudicial en los pacientes.

**He leído que hay una nueva orientación sexual que se denomina *demisexualidad*. ¿Qué tiene de diferente respecto a las otras?**
Los y las demisexuales solo sienten atracción sexual hacia personas con las que tienen un fuerte vínculo emocional. No es un fenómeno nuevo, siempre ha existido, pero últimamente le están dando rango de categoría las mismas personas que forman esta comunidad, de manera presencial o virtualmente.

**¿Los homosexuales necesitan más atención psicológica que los heterosexuales?**
Ocasionalmente, los homosexuales, las lesbianas y los bisexuales necesitan asistencia psicológica para poder asumir su propia sexualidad, o para encontrar estrategias que les ayuden a luchar contra los prejuicios de su entorno. Pero, de hecho, la mayoría de las veces que necesitan ayuda psicoterapéutica, sea individual o en pareja, es por los mismos motivos que los heterosexuales.

**En las parejas de gais o lesbianas, ¿uno suele hacer de hombre y el otro de mujer?**
Eso del reparto de los papeles masculino y femenino entre las parejas de gais y lesbianas es un falso estereotipo. Cada pareja es un mundo diverso en el que se pueden pactar las tareas cotidianas y también los roles en condiciones de igualdad, y por lo tanto no significa que uno de los miembros tenga que asumir el rol del otro sexo.

## ¿Las lesbianas, gais o bisexuales pueden ser buenos padres y madres?

Por supuesto que sí. Los estudios realizados comparando niños de padres/madres homosexuales con los de padres/madres heterosexuales no han hallado ninguna diferencia de desarrollo entre estos dos grupos de niños en los siguientes cuatro ámbitos críticos: inteligencia, adaptación psicológica, adaptación social y popularidad entre sus amistades. También es importante señalar que la orientación sexual de los padres y madres no determina la de sus hijos e hijas.

Otro mito sobre la homosexualidad es la creencia errónea de que los homosexuales tienen una mayor tendencia a abusar sexualmente de los niños que los heterosexuales, ya que no existen pruebas al respecto.

## ¿Qué diferencia hay entre los pansexuales y los bisexuales? Parece lo mismo…

A la persona que se identifica con la categoría de bisexual le gustan hombres y mujeres, mientras que la pansexual siente atracción por hombres, mujeres, intersexuales, trans, *queer* y otros neogéneros. Es decir, son *gender blind*, o sea, no ven el género, eso no les interesa mientras sientan atracción romántica o sexual por alguien.

# 4

# Las edades de la mujer

«Cada edad tiene su manera de vivir el hecho sexual.»
Anónimo

El siguiente caso me demostró a mí misma que la sexualidad no tiene edad en absoluto. Este pequeño hecho particular lo protagonizan Rosa, de 68 años, y Miguel, de 66. Son pareja sexual. No están casados ni tampoco hacen pública su relación. La cuestión es que él hace dieciocho meses que sufre una disfunción eréctil. A simple vista, cualquiera diría que lo tienen complicado para mantener relaciones, y más si nos obstinamos con el tópico que dice que los mayores no follan. Pero no es así. Un día, Rosa, después de asistir a una charla que di en Manresa, me hizo saber lo que la preocupaba como parte integrante de la pareja:

—A él no se le levanta por sí sola... y esto, desde hace unos meses, es un problema para nosotros.

Toda una señora peripuesta como aquella me hacía saber que la gente de la tercera edad también tiene sexo, o quiere tenerlo, pese a las adversidades (que también tienen los más jóvenes). Semanas más tarde, con ambos en la consulta, les hice entender que el uso de pastillas no tenía por qué ser un inconveniente para seguir con su actividad regular en la cama. Tal vez porque lo de tomar medicamentos lleva mucho estigma (sobre todo a partir de cierta edad, en que el uso de medicinas se vuelve más frecuente) o porque introducir un elemento nuevo en el sexo podía hacerlo tambalear, Rosa se mostraba muy reticente a que su amante recurriese a las píldoras azules para provocarse la erección.

Había que trabajar, pues, este aspecto, y lo hicimos —como tantas y tantas veces— incitando al juego: sería ella misma quien custodiaría y administraría las pastillas a Miguel en función del deseo de sexo de los dos.

Unas semanas después, el problema se había solucionado.

—Si tenemos ganas de penetración, le doy una viagra, como me aconsejaste —me explicaba Rosa—. Si solo estamos juguetones, no se la toma y usamos otras cosas.

—¿Cuáles? —le pregunté, curiosa.

—O bien un vibrador que me he comprado o bien... su lengua —contestaba burlona.

Y es que a estas alturas de la película (o del siglo XXI) nadie puede negar que somos seres sexuados y sexuales desde antes de nacer hasta la muerte, pero hay que puntualizar que la vivencia de estos dos aspectos es muy diferente en cada una de las etapas vitales. Conocer el desarrollo óptimo de la sexualidad en todas las fases de la vida nos da unos referentes como jóvenes y adultas, y nos facilita la comprensión de nosotras mismas y de otras mujeres de nuestro entorno.

La diferencia entre lo que hemos vivido hasta ahora y lo que desde el punto de vista de la educación sexual y afectiva se recomienda nos puede servir para darnos cuenta de las carencias soportadas, entender por qué nos comportamos sexualmente de un modo u otro, mejorar individualmente y ayudar a las siguientes generaciones a ser más competentes y felices sexual y afectivamente.

Como te puedes imaginar, este desarrollo psicosexual no es solo el resultado de procesos programados biológicamente, sino que está muy relacionado con aspectos del entorno —cultural y social— y con la interacción de la persona con el mismo. Podríamos decir, pues, que la biología predispone pero que la cultura dispone.

Es fácil de entender que la pubertad —en cuanto a cambios corporales— de una chica de Barcelona es bastante parecida a la de una de Tokio, pero el resto de elementos que conformarán su adolescencia serán muy diferentes, si bien últimamente la globalización tiende a uniformarlos. También hay que tener en cuenta los cambios de percepción que se producen en determinados procesos vitales. Por ejemplo, el que se está dando respecto a la menopausia: se han cambiado frases muy negativas del tipo «Ya no soy mujer» o «Me he secado por dentro» por otras más constructivas, como «Es una nueva etapa, no una enfermedad» o «Hay vida, y una buena vida, más allá de la retirada de la regla».

Te propongo una apuesta a medida que vayas leyendo los distintos apartados: haz unas veces un ejercicio de memoria, recordando las etapas que ya has pasado, y en otras una tarea de prospección suponiendo cómo serán en el futuro. Seguramente te vendrán a la mente vivencias divertidas y otras, desgraciadamente, angustiosas, pero considera que todas estas experiencias te han conformado como la mujer que ahora eres. Y cuando hagas la traslación hacia lo que serás, tienes la oportunidad de adelantarte con espíritu positivo a determinadas situaciones que tal vez vivirás. Para facilitarte los recuerdos y los futuribles, iré incorporando preguntas, que puedes contestar mentalmente o por escrito.

## El comienzo de todo: la primera infancia

«Hay que mirar la sexualidad infantil con ojos de niño.»
CARMEN, 47 años

Partimos de la base de que las niñas y los niños no son ángeles asexuados como se divulgaba décadas atrás. Son seres sexuados y experimentan la sexualidad de una manera propia y diferente a como lo hacemos los adultos. A partir de la observación y del aprendizaje activo van incorporando las piezas que construirán la base de su sexualidad y de su afectividad. Y en esta etapa los padres, madres y el resto de los adultos del entorno somos esenciales a la hora de transmitir información, actitudes y también valores sobre la sexualidad, aunque a veces no seamos conscientes de ello. Por ejemplo, observar cómo el padre y la madre se acarician y se besan, o incluso cómo disfrutan de momentos o de un espacio propio, facilita de forma natural el aprendizaje de lo que conlleva la intimidad sexual y afectiva.

En toda esta construcción se incluyen, desde muy pequeños y pequeñas, aspectos como la curiosidad por los propios genitales y por los de los otros niños y niñas, la masturbación infantil y las preguntas recurrentes sobre el origen. También adquieren una gran relevancia los juegos, juguetes y colores: hay que darles la oportunidad de jugar con cualquier tipo de juguete y a cualquier tipo de juego. El bombardeo que sufren desde la publicidad, pero también de círculos cercanos, les hace centrarse a menudo en un reducido mundo de objetos y a veces en un determinado color. No hay nada ancestral ni genético que provoque que las niñas prefieran el rosa. Incluso la convención de rosa para las niñas y azul para los niños no se expandió hasta los años ochenta del siglo xx. Resulta curioso, sin embargo, que en el momento en que más esfuerzos se dedican a intentar conseguir la igualdad entre hombres y mujeres haya más diferenciación por sexos que tiempo atrás.

Un tema muy delicado es la prevención de maltratos y abusos sexuales, pero eso no significa que no se haya de tratar en la familia y en los centros escolares. A las niñas, y también a los niños, se les han de dar herramientas para identificar cuándo son víctimas de un abuso sexual o de un maltrato, y darles pautas para explicarlo si les ocurre.

### *Recuerdos sexuales de la infancia*

- ¿A qué edad recuerdas haber tenido conciencia de sensaciones genitales?
- ¿Participaste en juegos de contenido sexual —médicos y pacientes o padres y madres— con tus amistades?
- ¿Te tocabas los genitales para sentir placer mientras te duchabas, estabas en la cama...? ¿Te descubrieron mientras lo hacías?
- ¿Cuándo supiste de dónde venían los niños? ¿Te permitían hacer preguntas de manera espontánea sobre tu origen?
- ¿Tus progenitores intercambiaban muestras de afecto delante de ti?
- ¿Tus padres o madres eran afectuosos contigo?

- ¿En tu entorno —casa, escuela...— se hacían bromas sobre la sexualidad?
- ¿Sufriste algún episodio de tocamientos no deseados u otros abusos durante tu infancia?

## Fútbol o ballet: la segunda infancia

«Quería hacer fútbol, pero no hubo manera de convencer a mi madre. Al final terminé haciendo balonmano.»

ANDREA, 27 años

A medida que las niñas y los niños avanzan en su escolaridad, la curiosidad se mantiene y el aprendizaje sobre la sexualidad se va profundizando. Comienzan a tomar importancia otros aspectos que serán, a la larga, esenciales para su vivencia de la sexualidad: la construcción de su identidad sexual y de género.

En esta etapa es habitual que las niñas empiecen a tomar decisiones y sugieran o impongan su parecer en algunos aspectos personales, como la forma de vestir. Aquí la actitud familiar es trascendental para evitar un fenómeno que muchos profesionales estamos observando últimamente: la hipersexualización de las niñas. Las chiquitas deben vestirse y arreglarse como niñas, no como pequeñas adultas. Y una cosa es jugar a disfrazarse de mayor, pintarse los labios y ponerse los tacones de su madre o de su tía y otra muy distinta hacerlo para ir a la escuela. Fenómenos como el de la cantante Miley Cyrus y de otras *it girls* no ayudan mucho, pero también pueden ser un buen recurso para trabajar en casa y en los centros escolares lo que significa ser una adolescente o una joven en la actualidad.

La elección de las actividades extraescolares suele ser un momento en que la niña, ayudada por la familia, escoge los momentos de ocio organizado. Aquí, como con los juguetes, la niña debería poder elegir las actividades con las que se sienta a gusto, no aquellas que la familia crea que son más «adecuadas» por el hecho de ser niña.

A partir de los ocho años las niñas tienen que empezar a conocer con naturalidad los cambios que experimentarán en la etapa de la pubertad: el crecimiento de los pechos y del vello púbico, la primera regla y el uso de los artículos de higiene durante la menstruación (compresas, tampones, copa menstrual...), la redistribución de la grasa corporal y el aumento de altura y peso, el posible acné, etc.

## La adolescencia

«La recuerdo como una etapa muy emocionante.
A veces muy angustiosa y a veces muy divertida.»
MIREIA, 41 años

La pubertad inaugura la adolescencia y una de las etapas más intensas que una mujer experimentará a lo largo de su vida. Los cambios físicos son extraordinarios y los psicológicos todavía más. A veces, desde una óptica adulta, se juzga esta etapa como complicada, difícil y llena de peligros. Pero basta con que eches la vista atrás y hagas memoria sobre los comentarios de tus familiares y profesorado cuando tenías 15 o 16 años y enseguida esbozarás una sonrisa de complicidad, porque no eras muy diferente de los adolescentes actuales.

Los cambios físicos y la primera regla

Los cambios corporales son los signos más evidentes en todas las chicas y los que provocan generalmente más preocupaciones. Si el pecho es demasiado grande es angustioso, pero si no crece también lo es. La aparición del acné y las estrías y el crecimiento del vello tampoco ayudan mucho... Y el peso y la altura entran asimismo a formar parte de los quebraderos de cabeza cotidianos por comparación entre ellas y también con los modelos de belleza establecidos. Temas como la depilación integral definitiva, la cirugía estética o la exhibición en las redes sociales forman parte de las conversaciones habituales entre adolescentes, pero también de las mujeres adultas. La presión social por tener un cuerpo y una apariencia perfectas afecta todavía más cuando tu cuerpo se encuentra en transformación constante, y se necesita una cabeza muy bien amueblada para que todo ello no te afecte, tengas 13 o 49 años. Solo el autocuidado con una buena alimentación, ejercicio físico y unas grandes dosis de buen humor y crítica a partes iguales harán que la adolescente viva con intensidad positiva estos años.

La primera regla es también un momento clave. De hecho, a las mujeres el ciclo menstrual nos marca dos veces en nuestra vida: cuando aparece —menarquia— y cuando se va —menopausia—. La vivencia que tiene una joven respecto a la aparición de la regla dependerá de las impresiones que haya recogido a su alrededor sobre este proceso natural. En los talleres sobre información y consejo sexual que imparto en los centros educativos todavía me encuentro a chicas con poca información sobre la regla. Me sorprende que muchas de ellas vean por primera vez un tampón cuando yo se lo enseño, y que no sepan qué es la copa menstrual. La mayoría tienen bastantes preguntas sobre el síndrome premenstrual y cómo minimizar los posibles malestares.

## LOS PRIMEROS AMORES Y LAS PRIMERAS RELACIONES SEXUALES

«Tal vez no me lo pensé mucho, pero cuando Álex me lo propuso, accedí porque me gustaba, aunque tenía claro que él solo quería follar.»

MARTINA, 18 años

En la adolescencia se solapan la teoría y la práctica de las relaciones amorosas y de las relaciones sexuales. Los mitos sobre el amor romántico presentes en películas y novelas provocan a menudo mucha confusión entre las adolescentes. Aceptar premisas del tipo «El amor es posesión y exclusividad», «Los celos son normales en una relación de pareja» o «El amor verdadero lo aguanta y perdona todo» predisponen a las chicas a relaciones poco igualitarias.

En estas primeras etapas todavía resulta muy difícil tener del todo claro qué te excita y quién te atrae, y algunas jóvenes pueden tener sentimientos confusos sobre si les gustan los chicos o las chicas. Encontrarse en un punto medio suele ser habitual, aunque ello provoque confusión y malestar. La adolescente exteriorizará abiertamente sus preferencias si encuentra un entorno favorable y, en cambio, se mostrará hermética si cree que será cuestionada o, incluso, rechazada.

Con todo, es un proceso de aprendizaje tanto el hecho de estar en pareja como el de estar sin ella. Lo más difícil es aprender a no sentirse incompleta cuando no se tiene la media naranja al lado, y también que tu felicidad dependa solo del otro cuando tienes novio o novia.

Es similar a un máster, con su teoría y sus prácticas, pero sin un catálogo fiable de pensamientos y conductas. Porque información tal vez haya mucha, pero lo que ayuda a menudo a definirse y a tomar las decisiones es asimilar unos determinados valores. Por eso se pasa a veces tan bien y a veces tan mal. La mayoría se inicia en la sexualidad mediante besos y tocamientos en lugares públicos, y va evolucionando hacia el *petting* (tocamientos sin ropa que pueden incorporar masturbaciones mutuas, pero no el coito), hasta que con el tiempo se plantean las relaciones coitales. Pero hay que hacer notar que la palabra *tiempo* tiene una connotación diferente para una adolescente: para ella dos meses de relación son media vida, y por lo tanto ya puede pensar que es un tiempo prudencial de conocimiento de la pareja para pasar a una fase más íntima.

Así, el quid de la cuestión es si «tengo relaciones sexuales coitales o no las tengo». La virginidad como concepto y la ruptura del himen forman parte de este dilema adolescente, y la pregunta que más se hace en los talleres y en los consultorios en línea y presenciales es:

—¿Cuál es la mejor edad para tener las primeras relaciones sexuales?

El problema es que la respuesta la conoces cuando han pasado unos años...

La presión externa para dejar de ser virgen se intensifica hacia los 16 o 17 años. Puede venir de la pareja, pero también de las amistades. Y también existe la presión interna, porque, al fin y al cabo, lo más importante es sentirse normal y parecido al resto de tu entorno. La asertividad (saber decir no cuando es preciso) y las técnicas de negociación son buenas herramientas para gestionar la propia sexualidad y otras situaciones comprometidas. No todo es enseñar a poner un condón.

Otra de las preguntas estrella en estas edades es sobre el dolor en las primeras relaciones sexuales. El miedo al dolor se mezcla con la falta de experiencia y provoca mucha ansiedad anticipatoria, que justamente provoca incomodidad en el momento del primer coito. Es la pescadilla que se muerde la cola.

Los cuatro puntos importantes antes de una primera relación sexual que siempre comento con las adolescentes son los siguientes:

1. Estar convencida de querer tener relaciones sexuales: es importante tener claro que es el momento y la persona adecuada, sin dejarse llevar por la presión de las amistades ni de la pareja. Si dudas, deja pasar algo de tiempo hasta que te sientas segura contigo misma.
2. Saber qué quieres y también qué quiere la otra persona, para no llevarse decepciones: quizás uno de los miembros de la pareja quiera también una relación afectiva y en cambio el otro solo busque relaciones sexuales. Es muy importante hablarlo antes y que los dos estéis seguros y comentéis vuestros miedos y temores.
3. Utilizar medios para evitar un embarazo no deseado o una infección, preferiblemente el preservativo y desde el primer momento de la penetración.
4. No tener las expectativas muy altas, porque hay por delante mucho tiempo para aprender y seguro que para mejorar esta primera vez.

Relacionado con el punto 3, y aunque no me gusta ser alarmista, tenemos que considerar que los riesgos existen y que las adolescentes deben conocerlos y aprender a manejarlos: han de tener muy claro que el uso del condón es innegociable, por una cuestión de salud y cuidado propios. Y también incluir en el abanico los riesgos emocionales: tomar determinadas decisiones respecto a la vida afectiva conlleva ciertos peligros y se han de saber gestionar. El sexismo presente penaliza todavía a las chicas que quieren vivir de una manera abierta su sexualidad, y por eso algunas se reservan o la aplazan.

### Recuerdos sexuales de la adolescencia

- ¿Cuándo empezaste a notar que tu cuerpo cambiaba?
- ¿A qué edad te vino la primera regla?
- ¿Te habían explicado algo sobre los cambios, la regla...?
- ¿Cuándo comenzaste a sentirte atraída por algún chico o chica?
- ¿A qué edad empezaste a salir en grupo? ¿Solo chicas o chicos y chicas?
- ¿Tenías claro si te gustaban los chicos o las chicas?
- ¿Recuerdas momentos de rebeldía respecto a la familia y a tu entorno más inmediato?
- ¿A qué edad comenzaste a salir en pareja? ¿Qué esperabas: afecto, seducción, seguridad, sexo, camaradería...?
- ¿Te sentías presionada por el entorno para salir en pareja o tener relaciones sexuales?
- Físicamente, ¿cómo te encontrabas?
- ¿Cuándo iniciaste tus relaciones sexuales? ¿Fueron satisfactorias?

## La mayoría de edad

En los próximos apartados intentaré reflejar los comportamientos o acontecimientos vitales que pueden darse, y concedo mucha importancia al verbo *poder* y al modo verbal condicional, porque no significa que todas las mujeres los experimenten ni tampoco que se den en la secuencia propuesta.

# Todo por hacer y casi todo por experimentar: la juventud (de los 18 a los 45)

> «Todo el mundo habla de la adolescencia como de un período complejo, pero a mí me ha resultado más versátil la treintena.»
>
> ANA, 40 años

El hecho de que vivamos muchos más años provoca un replanteamiento distinto de las etapas vitales. La juventud se ha estirado y es más variable en patrones y modelos. Seguro que tienes familiares, amistades o conocidos en la franja de la juventud con recorridos vitales parecidos y en cambio otros muy dispares.

Con todo, es un período en el que las personas toman decisiones muy importantes en su vida respecto a los estudios, el trabajo, la pareja o el estilo de vida.

## SOLTERÍA POSMODERNA

> «No me había propuesto ser soltera como opción, pero la vida te lleva y ahora le encuentro muchas ventajas.»
>
> NURIA, 43 años

En las últimas décadas, y por factores generalmente socioeconómicos, las jóvenes y también los jóvenes se casan o se juntan con sus parejas mucho más tarde de lo que lo hacían sus padres, y aún más que sus abuelos. Esto ha provocado que actualmente se viva una larga época de soltería en casa de los progenitores o compartiendo vivienda con amistades o compañeros de estudio o de trabajo.

Esta soltería es vivida por algunas personas como obligada por las circunstancias sociolaborales y por otras como un tránsito en la búsqueda de pareja estable, mientras que algunas la acaban convirtiendo en perpetua por las circunstancias o por decisión propia.

Si bien la percepción de las personas solteras, en especial de las mujeres, está cambiando, todavía persisten determinados clisés negativos, y de hecho aún se utiliza el término *solterona* para denominarlas, al tiempo que se las categoriza como «desesperadas», «neuróticas» o «maniáticas», porque se supone todavía que el estado óptimo es el de la mujer casada, y que si no ha encontrado pareja es porque es rara o de trato difícil. En cambio, no hace falta comentar que la versión masculina de esta circunstancia suele ir acompañada de un adjetivo positivísimo: «soltero de oro». Ya ves lo importante que es esforzarnos en incorporar actitudes positivas ante situaciones distintas de la nuestra para no perpetuar estos estereotipos sexistas.

Seguro que conoces a alguna amiga o compañera, o bien tú misma, que no sufre su estado de soltera sino que lo disfruta, porque ha sido una decisión meditada o bien aceptada de forma positiva por las circunstancias vitales. La sensación de libertad, de independencia y de que la propia felicidad no depende de otra persona suelen ser las ventajas que más comentan las mujeres solteras.

## Sexualidad 2.0

«He pasado por distintas etapas sexuales, y ahora solo me pongo a ello si verdaderamente tengo ganas y el otro me atrae mucho.»

JULIA, 28 años

En nuestro entorno de principios del siglo XXI, la sexualidad forma parte para muchas personas jóvenes de las relaciones cotidianas con amistades o de aventuras ocasionales. Además, el conocimiento sexual previo a vivir en pareja o casarse se valora como imprescindible. Todo ello, y añadido el desarrollo de internet y las redes sociales, ha ocasionado que las actuales generaciones de jóvenes sean mucho más activas sexualmente. Diferentes autores describen diversas formas comunes de comportamiento sexual entre los y las jóvenes, que he adaptado y ampliado. Es una forma de modelar la búsqueda de pareja que se podría extender al resto de etapas adultas:

- **La buscadora:** intenta encontrar la pareja ideal a base de continuas experiencias sexuales.
- **La moderada:** participa de la actividad sexual, pero como complemento de una relación afectiva, aunque sea breve. Es monógama seriada, es decir, tendrá distintas parejas sexuales, pero una tras otra y durante un período de tiempo.
- **La experimentadora:** evalúa las relaciones sexuales en función de la frecuencia, la diversidad y la eficacia. Es decir, prioriza la cantidad respecto a las parejas y las relaciones sexuales.
- **La tradicional:** solo tendrá sexo si la relación de pareja apunta a ser seria.
- **La angustiada:** evita tanto como puede las relaciones sexuales por miedo a un embarazo, a infecciones o a malestar físico o emocional.

Ya sé que, como toda categorización, es reduccionista, y que una misma mujer puede comportarse de modo diferente según su estado anímico, momento vital o pareja que haya conocido, pero estoy convencida de que te puedes identificar con alguna de ellas y que también puedes catalogar a tus amistades.

Al fin y al cabo, lo importante es plantearse de manera sincera con una misma, tengas 20 o 35 años, cuál es tu estilo de relaciones sexuales y actuar en consecuencia: no es preciso hacer de experimentadora para parecer moderna ante los demás y después sentirte mal al día siguiente, ni tampoco frustrarte porque no tienes relaciones sexuales si das largas a tus posibles parejas sexuales. Y aunque pueden darse algunas diferencias, todas estas reflexiones continuarán vigentes en el resto de tu vida.

### EN PAREJA

«Reconozco que soy más feliz cuando tengo pareja, pero es importante que todo funcione cuando la tengo. También el sexo.»

SILVIA, 30 años

El proceso de selección de la pareja es muy importante, pero no parece muy romántico planteárselo. La mayoría de las personas fantasean con el tipo de pareja que quieren, pero no mucho con el tipo de relación que les gustaría. A menudo el enamoramiento se mezcla con ello y parece que todo se estropee. No sufras, no soy antipareja en absoluto, pero me encuentro en la consulta con tantas expectativas poco realistas respecto a la pareja (así, en genérico) que me gusta dejar muy claros algunos aspectos desde el comienzo.

Es frecuente que a lo largo de la vida se tengan varias parejas, es lo que denominamos *monogamias seriadas*. Es decir, se tienen distintas parejas una tras otra, aunque también hay quien compagina más de una a la vez.

El proceso habitual, y casi ideal, suele ser un primer período de tanteo y conocimiento que coincide con la etapa de enamoramiento o atracción física, y generalmente con una alta frecuencia de relaciones sexuales. Poco a poco la pareja se consolida y la confianza suele facilitar una sexualidad más satisfactoria. Ahora bien, del mismo modo que una pareja debe ir trabajando aspectos como la comunicación, el apoyo mutuo, la empatía, los valores, el estilo de vida y la gestión de las discusiones, también debe enriquecer y mejorar su vida sexual. Porque sí, la atracción sexual y la sexualidad son importantes en el inicio de la relación de pareja, pero también en los estadios posteriores.

Recuerdo a un paciente que se presentó en mi consulta «obligado» por su pareja porque, según ella, tenía pocas habilidades amatorias. Después de algunas sesiones, él reconoció que nunca se había planteado que era un área de su vida en la que también tenía que reciclarse, como sí que había hecho de manera continua en el ámbito profesional.

De las posibles relaciones se escogerá una, con la que se formará una relación de pareja más sólida, con compromiso y convivencia. Con esta pareja se tendrán que negociar pactos y límites para su funcionamiento: desde aspectos cotidianos, como el reparto de las tareas domésticas, hasta más profundos, como la fidelidad sexual.

Con todo, en la actualidad hay un gran abanico de formas de pareja, por motivos profesionales o de concepto: estables pero que no comparten vivienda, que solo conviven los fines de semana, de larga distancia, ocasionales... Y ninguna de ellas se puede considerar que sea mejor que las demás a priori.

Últimamente atiendo a muchas parejas que viven su relación a distancia por motivos profesionales, y aunque tienen unas especificidades concretas que hay que tener en cuenta, a menudo se sienten en inferioridad de condiciones respecto a la pareja tradicional que convive junta. Deben superar el «síndrome de fin de semana» (vivir de manera perenne en una situación idílica de vacaciones, negando los conflictos o desavenencias para no enturbiar las pocas horas que pueden pasar juntos, y también el hecho de querer recuperar el tiempo que no pueden tener durante el resto de días), porque les puede provocar una sensación de irrealidad que a la larga sería negativa. Es preciso que creen unas reglas propias sin comparaciones constantes, con mucha dosis de confianza y comunicación y muy ayudadas por las TIC.

La globalización, y también la migración por motivos de estudios —Erasmus, por ejemplo— o de trabajo ha hecho aumentar las parejas interraciales e interculturales. Aquí el conocimiento de las creencias, valores y tradiciones del otro se hace imprescindible, y también el aumento de la sensibilidad para respetarle y comprenderle.

## Fidelidad sexual y afectiva

«Me planteé qué era ser fiel cuando tuve la posibilidad de ser infiel.»

Sofía, 32 años

Siempre me llama la atención que, cuando les pregunto a los miembros de una pareja si han comentado lo que supone la fidelidad, la mayoría lo haya dado por supuesto y pocos lo hayan hablado tranquilamente.

El consentimiento de muchas bodas religiosas incluye más o menos este formato: «¿Prometes serle fiel en la prosperidad y en la adversidad, en la salud y en la enfermedad, quererle y respetarle todos los días de tu vida?». Y aunque muchas parejas ya no se casan con este ritual, este tipo de fórmula, con la fidelidad en todas las circunstancias vitales, forma parte del imaginario colectivo. Pero en la práctica resulta que no todo el mundo tiene la misma idea sobre la fidelidad, y por eso resulta necesario hablar abiertamente de ello con la pareja cuanto antes mejor.

Llegar a un acuerdo sobre la fidelidad, tanto sexual como afectiva, puede ahorrar muchos quebraderos de cabeza en el futuro. Qué supone ser fiel para uno mismo, pero también respecto a la otra parte de la pareja, y qué importancia tiene este aspecto en la relación son preguntas que deben formularse. Y, aún más importante, cómo actuar si uno de los dos rompe la fidelidad pactada. No vale la «doble moral» de justificar la infidelidad propia y penalizar la de la pareja, y también hay que ensayar constantemente la premisa de «Cómo me sentiría yo si esto me lo hiciese mi pareja» antes de decidir ser infiel. Tampoco hemos de caer en la superstición tópica de «Si hablamos del tema seguro que ocurre», para evitar planteárselo a nuestra pareja. De hecho, en la mayoría de los casos las desavenencias sobre qué es ser infiel no se evidencian hasta que uno de los dos confiesa haberlo sido o bien el otro lo ha descubierto.

Algunas parejas deciden aceptar la posibilidad de un tipo de relación no exclusiva en la parte sexual y también en la afectiva, y apuestan por una tendencia, todavía minoritaria pero en expansión, como es el poliamor. En próximos capítulos explicaré en qué consiste.

MATERNIDAD

> «Para mí ser madre ha sido la decisión más difícil de mi vida.»
>
> SONIA, 35 años

En la actualidad las mujeres de nuestro país se estrenan como madres a los 30,5 años, la media de edad más alta de todo el mundo. Para muchas mujeres la maternidad es una decisión meditada que provoca muchas preocupaciones. Hay quienes no encuentran el momento adecuado para interrumpir una vida profesional que apenas empieza; otras porque no tienen pareja estable y no se ven con fuerzas para asumir solas esa gran responsabilidad; otras no reúnen las condiciones económicas; y también están las que no se ven en el papel de madres. A veces se mezclan dos o más de estas causas. Y tampoco podemos olvidar, si existe pareja, su parecer, que a veces retrasa la decisión todavía más o bien la adelanta.

De vez en cuando me encuentro en consulta que algunas desavenencias en la relación de pareja o en la relación sexual pueden ser provocadas por el deseo de tener o no tener hijos. A veces uno de los miembros no sabe cómo exponerle al otro que quiere, o que no quiere, ser padre o madre, y utiliza estrategias que trastornan la vida sexual de ambos, o incluso manifiesta disfunciones sexuales, como pérdida de la erección o dolor durante el coito.

De todas formas, los estudios concluyen que en la actualidad solo el 5% de las mujeres y de las parejas deciden de manera consciente no tener descendencia.

Es importante entender que es un gran progreso el hecho de que la maternidad sea una opción y no una obligación para muchas mujeres y parejas, si bien el poder de decisión también implica una responsabilidad extra.

CRISIS Y RUPTURAS

«Al final entendí que se rompía mi pareja, no mi vida entera.»
EMMA, 38 años

Cuando la pareja no encuentra la manera de resolver sus conflictos o desajustes, o no se adapta conjuntamente a los cambios que cada uno va experimentando, puede surgir una crisis. La forma en que cada miembro de la pareja afronta este período de problemas obedece a factores como la madurez emocional, la habilidad para gestionar los conflictos, la duración de la relación, las redes de que disponga o el momento personal en que se encuentre.

A veces estos conflictos pueden tener su origen en un problema sexual. De hecho, los expertos cuantifican que la importancia que se le da a la sexualidad en una pareja cuando el sexo funciona bien es de un 30% de la relación, mientras que cuando funciona mal pasa a ser del 70%. Quizás sea un poco exagerado… A menudo no depende del problema en sí, sino de la actitud y de la vivencia del desajuste sexual, y de si este a la larga acaba repercutiendo en otros aspectos de la vida en pareja. Por mi experiencia puedo afirmar que, más que la disfunción en sí, repercute más negativamente en la relación de pareja el hecho de que el miembro que se supone que tiene el problema aplace indefinidamente su solución, o incluso que no intente ponerle remedio. En el capítulo sobre disfunciones sexuales ejemplificaré cómo un vaginismo o una eyaculación precoz pueden deteriorar tanto una pareja que, incluso resuelta la disfunción, terminen por separarse.

También hay que mencionar que se puede dar lo contrario: los problemas de pareja acaban repercutiendo en la esfera sexual. Para muchas personas es inconcebible tener relaciones sexuales satisfactorias si no se encuentran en armonía con su pareja.

Del modo como se superen todos los problemas, los sexuales o los más generales, dependerá que una pareja, refiriéndose a una etapa conflictiva, hable de una crisis más o la perciba como el principio del fin.

Para bien o para mal, puede llegar la ruptura, y aunque son momentos muy complicados, hay que darse permiso para experimentar el duelo, pero también aceptar que superaremos ese trance. Con el tiempo es probable que cada miembro de la pareja encuentre a otra persona con quien construir un nuevo proyecto de convivencia.

### Recuerdos sexuales de la juventud

- ¿Cuántas parejas tuviste en esta etapa?
- ¿Qué te gustaba? ¿Los hombres y/o las mujeres?
- ¿Qué métodos anticonceptivos utilizaste?
- ¿En qué lugares mantuviste relaciones sexuales?
- ¿Qué conductas y posturas sexuales practicaste? ¿Cuáles te gustaban más?
- ¿Llegabas generalmente al orgasmo?
- ¿Tenías fantasías sexuales? ¿Algún tema predominante?
- ¿Has convivido en pareja? ¿Cuánto tiempo?
- ¿Has sido infiel alguna vez?
- ¿Has sido madre? ¿De cuántos hijos?
- ¿Has vivido alguna crisis o ruptura de pareja?
- ¿Dirías que tu vida sexual en esta etapa fue satisfactoria?

### Supuestos sexuales de la juventud

- ¿Cuál es tu actitud ante la sexualidad?
- ¿Te gustan los hombres, las mujeres...?
- Si ya has tenido relaciones sexuales, ¿qué actividades te resultan más agradables?
- ¿Qué crees que te gustaría probar en el sexo que todavía no has probado?
- ¿Cuál es el método anticonceptivo que consideras más adecuado para ti?

- ¿Qué características debe tener tu pareja ideal?
- ¿Cuál sería tu relación de pareja ideal?
- ¿Qué es para ti la fidelidad? ¿Y la infidelidad?
- ¿Te gustaría ser madre?
- Si no tienes pareja, ¿crees que te plantearás ser madre tú sola?
- ¿Cómo te imaginas en un futuro cercano: soltera, en pareja...?

## Sentando la cabeza: la madurez y la mediana edad (de los 45 a los 65)

> «Estoy encantada con mis estrenados 50, aunque extrañamente solo recibo el pésame de mis amistades.»
>
> LUISA, 50 años

Resulta significativo que a partir de esta etapa solo aparezcan palabras con connotaciones negativas para categorizarla y definirla. La más tópica es la expresión «crisis de los 40 o de los 50», pero rascando un poco encontramos como habituales las palabras *pérdida, ruptura, fracaso, invisibilidad* o *infelicidad*. Y si te entretienes y haces una búsqueda rápida en internet solo encontrarás artículos sobre problemas de salud, como osteoporosis, cáncer, depresión o infarto.

Sin duda creo que hay que positivizar cualquier época de la vida, pero en esta es decididamente urgente. Como les comento a mis pacientes, amistades y conocidas: «¡Pero si todavía tenemos como mínimo de 30 a 40 años por delante!».

Mi primera comunicación en un congreso fue justamente «Valor de la educación y apoyo psicosocial en una unidad de menopausia» (V Congreso Estatal de Planificación, 1993), donde ya apuntaba desde mis 25 años, pero con la experiencia de haber participado como conductora de grupos de orientación y apoyo a mujeres en la perimenopausia, la necesidad de revalorar este período y los posteriores, ya que, por suerte, muchas mujeres tenemos todavía un tercio de nuestra vida por estrenar.

### RETOMAR LA VIDA

> «Acabo de darme cuenta de que tengo más tiempo y es sensacional, pero también ha aparecido, a la vez, un sentimiento de culpa.»
>
> NURIA, 52 años

Para algunas mujeres será retomar y para otras emprender. Porque a partir de los cincuenta, determinadas obligaciones de cuidado y familiares tan intensivas comienzan a reducirse y se puede conseguir más tiempo para otras aficiones, estudios o tareas profesionales. Hace unos años se hablaba del «nido vacío» y de la angustia que suponía para muchas mujeres la marcha de los hijos e hijas por estudios, trabajo o emparejamiento. No quiero ser frívola, porque imagino que puede haber mujeres que sufran ante esta situación, pero cada vez hay más que se sienten liberadas o que, como mínimo, no lo viven tan negativamente. También hay que tener en cuenta que la posposición de la maternidad, antes comentada, ha provocado que muchas mujeres en el inicio de esta etapa todavía tengan niños y, por lo tanto, todavía tengan «el nido».

Expertas como Rosa María Benito-Moreno atribuyen los cambios de conducta al cambio hormonal, que nos remodela estructuras cerebrales como la amígdala temporal y el hipocampo, lo que nos hará surgir emociones «poco femeninas» y comportarnos de manera diferente. Es decir, empezamos a replantearnos lo que hasta entonces no nos había molestado y también que tal vez ya no nos llene tanto dedicarnos al cuidado de los demás y queramos vivir más nuestra vida. De hecho, es la versión positiva de la «masculinización», porque la falta de estrógenos hace que la testosterona gane la partida hormonal, lo cual, si se vive en negativo, puede generar sentimientos de culpa, ansiedad e incluso depresión.

Este replanteamiento vital puede provocar vértigo en algunas mujeres, pero no en otras. De hecho, hay factores que ayudan a sentirse mejor en los momentos críticos, como una buena información, una pareja cómplice, unas buenas amigas, una actitud positiva... A veces se tienen la mayoría de estos factores y en cambio en otras situaciones fallan algunos, pero resulta difícil que fallen todos; por eso hay que tener los ojos bien abiertos y usarlos.

No te sientas culpable por reivindicar algunos espacios ante tu pareja, si tienes, y todavía menos ante tus hijos e hijas. Tampoco por buscar lo que crees que te puede hacer más feliz: un trabajo, un viaje, un hobby, nuevas amistades... Acaso tu entorno se muestre al principio algo extrañado, pero cuando comprueben que estás más contenta contigo misma y, de rebote, con las personas de tu alrededor, seguro que te apoyarán.

## LA MENOPAUSIA

«Pintan tan mal esto de la menopausia, que al final no me está resultando tan terrible.»
ROSA, 53 años

Y he aquí que llegamos al segundo momento clave en la vida sexual y reproductiva de una mujer: el cese de la regla. Porque el término de *menopausia*, en sí mismo, corresponde solo a la fecha de la última menstruación, si bien en el habla cotidiana se utiliza como sinónimo de *climaterio*, el período durante el cual se producen importantes cambios hormonales que conducen a la desaparición de la capacidad reproductora.

|  |  | Duración | Edad aproximada |
|---|---|---|---|
|  | Premenopausia | años | 45-50 |
| Climaterio | Menopausia | días o meses | 50 |
|  | Posmenopausia | años | 50 o más |

Seguro que ya tienes claro que la menopausia no es una enfermedad, pero no quiero escribir una línea más sin remarcarlo en mayúsculas: LA MENOPAUSIA NO ES UNA ENFERMEDAD. Es una fase normal y, perdona el punto de humor negro, una fase deseable en la vida de toda mujer (la otra opción es peor, créeme).

Dejas de ser fértil pero no de desear, querer, experimentar, fantasear, ambicionar, reír, divertirte, trabajar, trastear… Y al final debemos ser nosotras mismas las que acabemos modificando esa connotación negativa de la menopausia.

Esto no significa que no haya algunas manifestaciones incómodas o desagradables, fruto de los cambios hormonales. Los sofocos, la sudoración, las palpitaciones y el hormigueo en brazos y piernas… hacen sentir molesta a cualquiera, aunque no tengan consecuencias perjudiciales desde un punto de vista orgánico. La calidad del sueño también se puede ver alterada por el descenso del nivel de estrógenos y progesterona en la sangre.

A medio y largo plazo otras alteraciones fisiológicas pueden hacerte la puñeta, pero es preciso que estés informada y busques soluciones caseras, si son leves, o profesionales, si son más importantes.

También se relaciona el déficit estrogénico con más labilidad emocional, es decir, más irritabilidad, sensación de vulnerabilidad y tristeza. Aunque dependerá más de factores interpersonales y relacionales el que estas emociones afloren. La existencia de pareja y, si la hay, la calidad de la relación, las responsabilidades externas (cuidado de los hijos o de los padres), la situación laboral, la percepción de la propia salud, etc., pueden tener más peso en cuanto al bienestar anímico.

Otras cuestiones que seguro que te preocupan son las referidas a la imagen personal: engordar, la aparición de arrugas, la pérdida de tono muscular... porque es muy difícil rehuir del todo la dictadura estética en que vivimos. Es necesario que te plantees metas posibles y siempre dentro de propuestas que mejoren tu calidad de vida y la hagan más saludable: buena alimentación, ejercicio físico moderado, abandono de hábitos tóxicos... y sobre todo divertirte y reír mucho.

RELACIONES SEXUALES

> «Muchos hombres no saben que tengo el
> pelo blanco, ¡pero el felpudo muy negro!»
> TERESA, 58 años

Tu sexualidad no tiene por qué variar mucho cuando llegues a esta etapa. Dependerá más de la actitud que ya tenías antes sobre el sexo, de tu salud en general y de tus ganas de seguir disfrutando.

De todas formas, hay estudios que concluyen que es frecuente el bajo deseo sexual en las mujeres menopáusicas, aunque hay que aclarar que no tiene por qué ser permanente ni que les pase a todas.

Y aquí hago un inciso importante en el tema de la pareja. Tenerla, si aún hay *feeling* sexual y emocional, facilita la adaptación si hay dificultades tanto en un miembro como en el otro, y posibilita seguir disfrutando; pero si ya se ha producido anteriormente un alejamiento afectivo o sexual, la aparición de algunos tropiezos creará nuevos conflictos o todavía más distancia en la pareja. Ahora bien, las mujeres que se enamoran durante esta etapa o buscan pareja, curiosamente no sufren nunca de falta de deseo sexual.

Eso sí, debes estar atenta a los cambios que se pueden producir en tu zona vulvogenital para anticiparte a posibles dificultades. Una de las primeras y más evidentes es la reducción de las secreciones vaginales, pero en la actualidad la cosmética o la dermofarmacia nos echan una mano con lubricantes e hidratantes vaginales. Del mismo modo que utilizas crema hidratante para la cara o el cuerpo, también resulta necesario hidratar la parte interna de la vulva y de la vagina. Y siguiendo con las comparaciones, así como cuando tomas el sol utilizas una crema con fotoprotección, en las relaciones sexuales no está de más usar un lubricante para suavizar tu vagina.

Esas molestias durante el coito hacen que muchas mujeres eviten las relaciones sexuales coitales, y a la larga eso genere malestar en sí mismas y en la pareja. Copio parte de un correo electrónico de Luisa, una paciente de 52 años que vino a mi consulta por bajo deseo sexual:

—Me ha ido muy bien descubrir los aceites lubricantes (gracias a ti). Estoy más relajada porque no tengo miedo al dolor y también tengo más deseo.

Otro de los problemas puede ser la pérdida de tono muscular en los músculos pubococcígeos (PC), pero no hay como la gimnasia sexual, con la ayuda de bolas chinas o dispositivos específicos para el suelo pélvico, para recuperarlo.

## Repensando la orientación sexual

> «Creo que en este momento de mi vida quiero experimentar una relación sexual con otra mujer.»
>
> Valentina, 51 años

Cada vez me estoy encontrando más en consulta, y en el consultorio en línea, mujeres heterosexuales alrededor de los cincuenta que se están replanteando su orientación o que se muestran más abiertas a experiencias homosexuales. Algunas porque se sienten muy decepcionadas de las relaciones con los hombres y quieren probar la alternativa de una relación afectivo-sexual con una mujer. Otras porque han tenido algunas sensaciones ambivalentes: les gustan los hombres, pero también se han sentido atraídas por algunas mujeres en situaciones puntuales. Y otras, las sexocuriosas, porque se sienten interesadas por una relación con otra mujer y en este momento están preparadas para experimentarlo.

### Recuerdos sexuales de la mediana edad

- ¿A qué edad dejaste de tener la regla?
- ¿Has tenido alguno de los síntomas físicos que se atribuyen a este período (sofocos, sudoración...)?
- ¿Te cambió mucho el estado de ánimo, estuviste más triste o más ansiosa?
- ¿Has sufrido alguna enfermedad grave?
- ¿Experimentaste el síndrome del nido vacío?
- ¿Te mostrabas más independiente, más interesada en vivir tu vida?

- Si tenías pareja, ¿todavía te sentías atraída por ella?
- ¿Te planteaste separarte de tu pareja?
- ¿Te enamoraste en esta etapa?
- ¿Notaste algún cambio en tu sexualidad?
- ¿Sentías deseo sexual?
- ¿Comentabas con tu médico o especialista en ginecología lo que te angustiaba?
- ¿Tomabas algún tratamiento farmacológico específico para esta etapa?
- ¿Recurriste a la cirugía estética o médica?
- ¿Tenías amistades con quienes comentar estos cambios?
- ¿Te empezaste a cuidar más?

### Supuestos sexuales de la mediana edad

- ¿Tienes alguna amistad o familiar en esta etapa vital? ¿Cómo la está viviendo?
- ¿Piensas que te supondrá mucho problema dejar de tener la regla?
- ¿Qué crees que es más importante en esta etapa?
- ¿Cómo te imaginas con 55 años?
- ¿Crees que vivirás en pareja?
- Si tienes hijos o hijas, ¿crees que ya se habrán ido de casa por estudios o trabajo?
- ¿Piensas que serás usuaria de la cirugía o la medicina estética?

- ¿Qué mitos y estereotipos de esta etapa te molestan más?
- ¿Qué crees que puedes hacer ahora para vivir con más plenitud la menopausia?

## La tercera y cuarta edad (a partir de los 65)

> «No tengo el cuerpo que tenía a los 20 años, pero sí las mismas ganas de vivir y de dar y recibir placer.»
> ANTONIA, 69 años

«Nunca es tarde, cuando llega», reza el dicho popular, y es del todo aplicable a la sexualidad humana en esta época de la vida. Porque si hemos disfrutado de una buena sexualidad durante nuestra vida, no está de más ampliar nuestros conocimientos sobre este tema; y si, en cambio, no ha sido del todo satisfactoria, todavía tenemos la posibilidad de mejorarla.

El interés por la sexualidad no se pierde con la edad, y mucho menos la capacidad de dar y recibir placer. Ahora bien, es cierto que a partir de un determinado momento se producen cambios en la respuesta sexual que hay que tener en cuenta y a los que es preciso adaptarse. Las prisas que conlleva mucho del sexo practicado durante la juventud se convierten, con la edad, en una sexualidad más serena: la excitación se vuelve más lenta, por lo que hay que invertir más tiempo en la estimulación de los genitales y las demás zonas erógenas.

## Sobre el Kamasutra *light* y la tecnología

> «Ahora el sexo es como ir a buscar el bus, debo
> asumir que necesito más tiempo para llegar.»
>
> Fina, 67 años

La flexibilidad de las articulaciones disminuye con la edad, por lo que algunas posturas acrobáticas quizás habrán de quedar relegadas a las fantasías sexuales, pero muchas otras se podrán seguir practicando. Además, hay que destacar que la importancia que tiene en un determinado momento vital el coito por su objetivo reproductivo, en esta época es casi un absurdo. Así que las relaciones coitales y las distintas posturas serán una actividad sexual más, ganando terreno el sexo oral y las masturbaciones mutuas.

Debemos mencionar también que la tecnología echa una mano a la sexualidad: vibradores y masturbadores, por ejemplo, facilitan estimular sin cansancio a la pareja o a nosotras mismas. Y la cosmética o la dermofarmacia también pueden ayudar a hidratar y lubricar la vagina y la vulva, evitando las molestias durante el coito. Así mismo, la farmacología, si bien siempre bajo prescripción médica, puede mejorar los niveles hormonales o la erección, de igual modo que lo hace con el riego sanguíneo o la osteoporosis.

Siempre me gusta explicar esta anécdota cuando en las conferencias o terapias introduzco el tema de la sexualidad en la tercera edad: hace unos diecinueve años, porque no hacía mucho que habíamos inaugurado el Instituto de Sexología de Barcelona, hacia la hora de comer llamaron a la puerta. Estaba sola en el centro y al abrir me encontré con una pareja de abuelos. Estaba convencida de que les tendría que decir que se habían equivocado. Pero he aquí que el abuelo me explica que han visto la placa en la puerta y que han pensado que les podríamos ayudar a resolver un problema que tenían. Interesada, les hice pasar a uno de los despachos y, una vez los tres sentados, la mujer empezó a explicar que él tenía muchos problemas de salud que le afectaban la erección y que hacía tiempo que no podían tener relaciones sexuales como antes, pero que ellos se seguían queriendo. El hombre añadió que desgraciadamente él no podía disfrutar mucho, pero que le sabía mal que ella, que todavía podía, no lo hiciese. Así que la petición era que si les podía comprar un vibrador en una «tienda de esas donde hay chismes sexuales, porque a nosotros nos da vergüenza y, chica, me parece que nos mirarían raro al ver entrar a unos abuelos como nosotros». Hay que puntualizar que a mediados de los noventa no había muchos sex-shops en Barcelona, y que la mayoría eran algo inquietantes y algunos, incluso, sórdidos. Me comprometí a comprarles un vibrador y les cité al cabo de unos días. Los abuelos, muy puntuales, aparecieron y, después de enseñarles cómo funcionaba y algunos detalles más, se marcharon muy contentos, dándome las gracias muchas veces.

Tener relaciones sexuales supone un ejercicio físico nada desdeñable, por lo que practicarlo habitualmente también se considera una forma de antienvejecimiento corporal, al mismo tiempo que emocional. La actividad sexual favorece, en cualquier edad, la intimidad y la autoestima de los dos miembros. Al fin y al cabo, el sexo nos hace sentir vivos, porque nos proporciona placer y cualquier persona quiere seguir percibiéndolo, aunque los estereotipos sexuales sigan planteando que sexualidad y vejez son incompatibles.

## TÓPICOS A REBATIR

«Todavía siento mariposas cuando veo a según qué
actor o cantante en el cine o en la tele, y pienso: está
claro, Juana, aún no estás muerta... ¡¡¡ja, ja, ja!!!»

JUANA, 70 años

Aunque los mitos sobre la sexualidad en los mayores hayan
marcado a las generaciones anteriores, no significa que hombres y mujeres, a medida que pasaban de la sesentena, no dis-
frutasen de sus relaciones sexuales, pero quizá no estaba tan
aceptada ni generalizada su práctica, tampoco hablar al respecto y mucho menos consultar sobre las dificultades con que
podían encontrarse. El refranero nos da buena cuenta de estos
tópicos, que seguramente ayudaban a aceptar, en otros tiem-
pos, la decadencia sexual, que tal vez era más producto de una
deficiente salud en general que de la sexualidad en particular.
Pero muchas de estas frases hechas han calado demasiado
hondo en el inconsciente colectivo, y todavía en pleno siglo
XXI se tiende a resignarse ante algunos cambios en lugar de
buscar estrategias paliativas o de mejora. De hecho, la abstinencia sexual puede provocar más dificultades de salud a la
larga que la actividad sexual, pese a algunas dificultades: las
mujeres que se mantienen sexualmente activas tienen menor
grado de atrofia vulvovaginal, ya que la vagina se mantiene
con mayor elasticidad y humedad; y en los hombres la activa-
ción periódica del flujo sanguíneo en el pene minimiza los
problemas de erección.

Hay mujeres que con la edad pierden el interés en el sexo y
otras que lo subliman mediante actividades también creativas
y agradables, pero algunas siguen considerando la sexualidad
como una parte importante de su vida y de la relación con su
pareja o el resto del mundo. Acaso lo importante sea reflexio-

nar sobre el lugar que la sexualidad ha ocupado en tu vida y decidir qué espacio quieres otorgarle en la actualidad y en el futuro más cercano.

En esta etapa, como en otras, la fisiología puede influir en el deseo, pero aspectos como tener pareja, la importancia que le otorguemos a la sexualidad y el tipo de personas con las que nos relacionemos son incluso más importantes a la hora de seguir manteniendo relaciones sexuales con regularidad y con placer.

Hay muchas mujeres que reivindican su sexualidad de mayores. Y de estas, algunas son grandes artistas, como Elza Soares, cantante y compositora nacida en Río de Janeiro en 1937. Una de sus canciones más populares es «Pra fuder» (creo que no necesita traducción...):

*Olho pro meu corpo, sinto a lava escorrer*
*Vejo o próprio fogo, não há força pra deter*
*Me derreto tonta, toda pele vai arder*
*O meu peito em chamas solta a fera pra correr*

*Olho pro meu corpo, sinto a lava escorrer*
*Vejo o próprio fogo, não há força pra deter*
*Me derreto tonta, toda pele vai arder*
*O meu peito em chamas solta a fera pra correr*
*Unhas cravadas em transe latejo*
*Roupas jogadas no chão*
*Pernas abertas, te prendo num beijo*
*Sufoco a sofreguidão*

*Meu temporal me transforma em loba*

*Presa, você vai gemer*
*Feito cordeiro entregue pra morte*
*Seu sussurrar a pedir*

*Pra fuder, pra fuder, pra fuder, pra fuder*

---

## FAQs
### (Preguntas frecuentes a una sexóloga en los últimos 20 años)

**¿Qué edad es la ideal para comenzar a tener relaciones sexuales?**
No hay una edad ideal. Todo depende de que la persona esté dispuesta a experimentar porque verdaderamente lo desea, no porque lo imponga su pareja o un grupo de amistades. Si la persona tiene demasiadas dudas, seguramente no está del todo preparada y es mejor que no ceda al chantaje emocional que a veces se puede producir desde el entorno.

**La primera vez que tienes relaciones sexuales, ¿te puedes quedar embarazada?**
Si hay introducción del pene en la vagina, sí que existe la posibilidad de que haya embarazo, tengas 15 años o 40.

**Dicen que la primera vez hace mucho daño, y es que yo pienso que no me cabrá el pene y cosas de estas… y me siento incapaz de hacerlo. ¿Qué hago?**
La ansiedad, la tensión y determinados miedos pueden provocar malestar durante el primer coito, pero piensa que tu vagina

es elástica y se adaptará al pene de tu pareja. Eso sí, tienes que estar convencida de querer iniciarte en las relaciones coitales, de que son el momento y la persona adecuados, sin la presión de la propia pareja ni de las amistades. Cuéntale a él tus preocupaciones y decidid con calma el momento en que te sientas preparada. Y recuerda, siempre utilizando el condón.

### ¿Siempre se rompe el himen la primera vez?

El himen es una membrana delgada que cubre parte de la vagina, no la abertura completa. Si no fuese así, la sangre de la menstruación no podría salir al exterior. Solo en algunos casos el himen es grueso e imperforado. En las primeras relaciones sexuales el himen no se rompe del todo, sino que se estira y se reacomoda.

### ¿El sexo se acaba para las mujeres con la menopausia?

Se acaba la posibilidad de ser madre, pero no la capacidad de recibir y dar placer.

### Hace un año que me he separado de mi pareja, después de 20 años juntos, y siento una terrible ansiedad respecto a comenzar una nueva relación. ¿Algún consejo?

Es habitual sentir un cierto vértigo al volver a pensar en iniciar una relación, pero piensa que la esencia del flirteo no ha cambiado tanto en estos últimos años y que es como montar en bicicleta: no se olvida nunca. Además, seguro que ahora tienes más claro lo que te gusta y te sientes más segura respecto a muchas situaciones que te hacían dudar cuando eras más joven.

**Desde que tuvimos la segunda hija, prefiero dormir o mirar la televisión que tener relaciones con mi pareja. ¿Me he vuelto asexual?**

No tienes por qué haberte vuelto asexual, pero seguramente estás más cansada y eso puede afectar de manera directa al deseo. También puede ser que vuestras relaciones sexuales se hayan vuelto un poco rutinarias y algunas desavenencias respecto al reparto de las tareas diarias te estén pasando factura. Intenta encontrar tiempo para compartir ratos con tu pareja a solas y haciendo alguna actividad que os guste a los dos, para que el deseo sexual vuelva a aflorar.

**¿Qué riesgos supone buscar pareja para una mujer de más de 50 años desde determinadas aplicaciones o redes sociales de internet?**

Los riesgos no se basan en la edad sino más bien en la práctica a la hora de gestionar tu perfil y también en el mecanismo de buscar y descartar a los posibles candidatos o candidatas. Es una forma más de conocer a personas, que requiere algo de habilidad y mesura en las expectativas.

# 5

# Bien sola o bien acompañada

En este capítulo haré un repaso de los comportamientos sexuales más habituales y también de algunos de los más atípicos. Quiero dar un espacio privilegiado a la masturbación y a las primeras relaciones sexuales compartidas. La masturbación se lo merece después de haber sido tan maltratada durante años y años, y la primera vez hay que ponerla en el lugar que verdaderamente le corresponde y también deshacer algunos mitos al respecto.

Ya que hablamos de la masturbación sin rodeos, os quiero hacer partícipes de una experiencia de la adolescencia que me explicó Silvia, una dentista. El episodio tuvo lugar a finales de los ochenta, y cuando ella lo explica lo hace con una mezcla de humor y rubor, que deja al interlocutor con un palmo de narices.

Evoca el día que tenía el examen final de latín de segundo de BUP. Era a principios de junio y hacía mucho calor. A ese ambiente caldeado había que sumarle la ebullición constante que en aquella época soportaban sus hormonas (y las de sus compañeras y compañeros de aula). Recuerda que tenía la sensación de no haberse estudiado todo el temario al completo y pensaba que si le caían partes que no había repasado, la evaluación sería el desastre padre.

Esa mañana, explica, ya se levantó hecha un manojo de nervios. El examen era a primera hora y ya no tenía tiempo de hacer un repaso de ninguna lección. Llegó a los Escolapios todavía más nerviosa (si eso era posible) y, cuando se sentó en su pupitre, notó que había escogido unos tejanos poco adecuados a una jornada como la que le esperaba. Sí, llevaba unos Levi's preciosos y que le hacían unas líneas deliciosas, pero a fe mía que eran unos vaqueros demasiado estrechos.

Cuando el padre Batllori repartió los exámenes ya vio que aquello iba de mal en peor. Si aprobaba sería por obra y gracia de un ente superior (seguramente en quien se amparaba normalmente su profesor de latín) y no de sus codos (nada pelados, por cierto). Los nervios iban en aumento. Todo le molestaba.

Y de golpe y porrazo, cuando todo el mundo se puso a escribir las respuestas (o a copiar o a sacar las chuletas), Silvia dice que los pantalones ceñidos, los nervios, el calor y el miedo a repetir curso le jugaron una mala pasada. O buena, según como se analice:

—Mientras toda la clase estaba en silencio haciendo el examen, los Levi's me provocaron un orgasmo —confiesa—. Y además, teniendo al padre Batllori a pocos metros, vestido con clergyman, creo que aquel gusto se incrementó todavía más.

Por cierto, Silvia aprobó el examen de latín. «Tuve suerte, a pesar de todo», afirma. Ya lo decían los romanos: *alea iacta est.*

# Tener una buena mano (o dos)

«Me gusta provocarme orgasmos con otra parte de mi cuerpo.»
ROSAURA, 30 años

Mae West, en una de sus famosas frases picantes, tenía mucha razón: «El sexo es como una partida de póquer: si no tienes una buena pareja, más vale que tengas una buena mano». Porque generalmente la masturbación se relaciona, además de con los genitales, con la mano y con la soledad.

Masturbarse no es nada más que provocarse estímulos a sí mismo con la finalidad de obtener placer sexual. Pero antes de continuar con alguna otra definición, quiero empezar por lo que ha representado históricamente la masturbación en nuestra cultura, y así te darás cuenta de por qué está considerada todavía como el «pariente pobre» de la sexualidad.

Para los griegos y romanos era una práctica de segunda, solo realizada por los seres inferiores, categoría en la que incluían a esclavos, niños y también a las mujeres. Sin embargo, los médicos de la época la recomendaban como terapia para los dos sexos, porque de ese modo se eliminaban determinados humores sobrantes que podían afectar a la salud.

En la Edad Media, la Iglesia cristiana cataloga la masturbación como pecado, pero no es, curiosamente, hasta la evolución de la anatomía, la fisiología y la medicina, a lo largo de los siglos XVII y XVIII, cuando se convierte también en un problema para la salud. John Marten, Samuel Tissot y más tarde John Harvey Kellogg —sí, el de los cereales— fueron conocidos médicos que reforzaron la tesis de la peligrosidad de la masturbación con teorías pseudocientíficas. De hecho, las supuestas consecuencias nocivas de la masturbación fueron evolucionando y expandiéndose a lo largo del siglo XIX: a los efectos para la salud física se añadieron los de la salud mental. Y he aquí que se produjo un sumatorio de tres factores respecto a la masturbación: era perniciosa para la moral, para la salud física y para la salud mental. Masturbarse provocaba la enfermedad en este mundo y el castigo eterno en el otro.

Y si los libros y panfletos ilustrados que explicaban los peligros de masturbarse eran espantosos, aún lo eran más los tratamientos que se utilizaban para evitarla y tratarla. Primero se daban recomendaciones dietéticas, se prescribían sedantes o se aplicaban anestésicos locales en los genitales. Pero a mediados del siglo XIX se convirtieron en auténticas torturas: cinturones antimasturbación para hombres y mujeres, anillos rígidos con pinchos para evitar la excitación, aparatos que mantenían las manos alejadas de los genitales, sección del nervio dorsal del pene o clitoridectomía —sí, lo has leído bien, extirpar el clítoris—…

Por suerte, los comienzos del siglo XX aportaron visiones más sensatas desde el mundo médico, terapéutico y científico: la masturbación era ahora considerada como una etapa en el desarrollo sexual que todo adolescente tenía que pasar, pero también superar. Es decir, ya no se consideraba pecado ni enfermedad, pero si se practicaba durante la edad adulta era síntoma de inmadurez psicosexual.

Después de la aparición de investigaciones como las de Kinsey o las de Masters y Johnson, la masturbación no solo está considerada una forma más de expresión de la sexualidad humana, sino que también puede ser utilizada como estrategia en la terapia sexual para mejorar determinadas disfunciones.

Ahora bien, todas estas ideas sobre los no-perjuicios y los beneficios de la masturbación ha costado mucho que se difundieran entre la población. De hecho, una de las preguntas más realizadas en chats de internet sobre sexualidad y en talleres de educación sexual continúa siendo si la masturbación provoca algún problema de salud. Pero las preguntas se han vuelto más elaboradas, tienen un carácter más científico. Ahora nadie se atreve a preguntar «si masturbarse provoca ceguera o hace crecer pelo en las manos», sino que son del tipo: «¿Puede provocar alguna disfunción sexual?».

### LAS MUJERES TAMBIÉN SE MASTURBAN

«Ahora me río cuando recuerdo que Alicia y yo pensábamos, a finales de 8º de EGB, que solo los chicos se masturbaban.»

ELENA, 45 años

Supongo que ya tienes claro que las mujeres también nos podemos masturbar con una finalidad lúdica, aunque las hay que no hablan sobre el tema con las amistades durante la adolescencia ni tampoco en la edad adulta. Aún recuerdo un taller en un centro educativo de secundaria, hace más de veinte años, en que las chicas protagonizaron una pequeña rebelión porque un compañero de clase osó decir que la mayoría de las chicas no se masturbaban. Tan pronto como el chico acabó de decirlo, una de las chicas se levantó de la silla y exclamó en voz alta: «Lo confieso: me masturbo», y tras ella la gran mayoría de las alumnas de la clase se fueron levantando y haciendo la misma confesión, ante mi mirada divertida y la cara estupefacta del tutor y de algunos de sus compañeros. Digno de una escena de *El club de los poetas muertos*...

Eso sí, hay que precisar que no todas las mujeres se masturban. Factores culturales y educativos son los responsables, aunque también la fisiología tiene algo que ver. Siempre me gusta explicar que los hombres tienen su órgano sexual más importante muy externo, y se lo conocen desde muy pequeños. Además, la gran mayoría de los niños y adolescentes han escuchado algún mensaje elogioso del pene en algún momento de su vida. Por lo tanto, la asociación de pene y placer no les provoca ninguna disonancia, sino todo lo contrario: relacionan los dos conceptos muy pronto y con facilidad. En cambio, las mujeres tenemos nuestro botón del placer más escondido, y generalmente no se explica en las clases de biología sobre reproducción humana porque no tiene ninguna relación con ser o no más «reproductivas». Así, el clítoris, y también la vagina como fuente de sensaciones de placer, no forman parte del imaginario de algunas mujeres.

Las hay que descubren el placer sexual durante la infancia o la pubertad de manera indirecta: frotándose la parte interna de la vulva con las sábanas o dirigiéndose el chorro de la ducha, apretando muy fuerte las piernas, y eso puede invisibilizar durante años los órganos sexuales, que en las mujeres se encuentran más ocultos. Otras han querido conocer de primera mano cómo eran sus órganos sexuales externos, y con la ayuda de un espejo han descubierto los labios menores, el clítoris y el orificio de la vagina, y también han empezado a tocarse y a experimentar. Otras no han tenido nunca esa curiosidad respecto a sus genitales ni tampoco han sentido esas sensaciones indirectas de placer, y no comienzan a masturbarse hasta que inician relaciones sexuales con su pareja.

Se trata sobre todo de que ninguna mujer se sienta culpable por no haberse masturbado en el pasado ni por no sentir la necesidad de hacerlo en la actualidad. Masturbarse es una opción que nos puede ayudar a conocernos y a pasarlo bien sin riesgos físicos ni emocionales, pero nunca debe ser una obligación.

# Descubriendo el interruptor del placer sexual

«Qué sensación tan extraña y a la vez placentera,
cuando me provoqué mi primer orgasmo.»
ROSALÍA, 36 años

Tal vez el pequeño título que encabeza este apartado no sea muy correcto, porque las mujeres podemos tener muchos interruptores. De hecho, toda la piel puede serlo, también los pechos e incluso los pies. Ya os había hablado de una mujer algo angustiada que acompañaba a su marido a la consulta y que me quiso hacer a solas una pregunta que llevaba mucho tiempo escondida:

—¿Soy normal si tengo orgasmos cuando mi marido me toca los pies?

Sin querer ser reduccionista, muchas mujeres acaban experimentando la masturbación mediante la estimulación del clítoris y de la zona vulvar con los dedos. Pero también están las que experimentan sensaciones orgásmicas mientras se estimulan con algún objeto de formas redondeadas. Una paciente me explicó que en su adolescencia utilizaba el bote de una conocida marca de colonia que tenía un tapón de forma esférica para frotarse la vulva y llegar al orgasmo. A pesar de lo que piensan algunas mujeres, y también bastantes hombres, pocas se estimulan introduciéndose los dedos u objetos en la vagina; quizás esta manera se experimente más adelante, buscando otras sensaciones.

Hay mujeres que se quedan fijadas en una forma concreta de experimentar —por ejemplo, con el chorro de la ducha o boca abajo—, pero lo más interesante es buscar distintas formas de darse placer y así ampliar el abanico de posibilidades. También puedes añadir la imaginación para incrementar el

143

placer, recuerda que ya lo comentaba en el capítulo sobre la importancia de las fantasías sexuales. O algún otro recurso más directo, como la literatura erótica o una película erótica o pornográfica, o ambientación para ponerte en situación: música, velas o un baño relajante.

### Razones para masturbarse

«Porque me gusta hacérmelo a mí misma.» María Rosa, 49 años

La mayoría de las mujeres se masturban solo por el placer de sentir un orgasmo.

«Las sensaciones tan intensas que consigo tocándome yo, no las he conseguido con ninguna pareja.» Ángela, 44 años

La mujer que conoce bien cómo funciona su respuesta sexual puede conseguir sensaciones orgásmicas mucho más intensas sola que acompañada.

«Me libera de tensiones sexuales y psicológicas.» Elisabeth, 33 años

La relajación y el bienestar que proporciona un orgasmo puede contrarrestar la ansiedad y el malestar de todo un día.

«Durante un tiempo la utilicé para conocerme sexualmente.» Sandra, 35 años

«Tenía 28 años y no había llegado nunca a un orgasmo ni sola ni en pareja. Consulté con una sexóloga y me recomendó comenzar por estimularme la parte interna de la vulva y el clítoris, primero con los dedos y después con un vibrador.» Anónima

«Cuando no tengo pareja, es una buena alternativa.» Enriqueta, 51 años

Hay mujeres que no se sienten cómodas con las relaciones esporádicas y optan por autosatisfacerse mientras no tienen pareja.

«Para ayudarme a conciliar el sueño.» Josefina, 55 años
A muchas personas les ayuda a relajarse y la utilizan como somnífero.

..................................................... (*tu razón*)

................, ...... años

¿CÓMO NOS MASTURBAMOS LAS MUJERES?
«Tengo temporadas en las que innovo un poco y otras, en cambio, en las que voy rápido y al grano.»
VIRGINIA, 33 años

Se podría decir que hay tantas maneras de masturbarse como mujeres. Se pueden utilizar múltiples recursos, dependiendo de la situación o de lo que tengas a tu alcance: desde una almohada hasta los propios dedos o algún objeto.

Cualquier forma es válida, y lo importante es ir variando para encontrar diferentes puntos de estimulación alrededor del clítoris y en la vagina, además de ampliarlo, si te apetece, por otras zonas de la parte genital (el ano, por ejemplo) y con tocamientos en los pechos, pezones, muslos o vientre.

La manera de estimular también es propia de cada una: a algunas les gusta la presión directa sobre el glande del clítoris, mientras que otras no soportan tocárselo directamente. Esta presión puede hacerse frotándolo con los dedos o con la palma de la mano, dándole golpecitos suaves, cogiéndolo entre los dedos, frotándolo con movimientos circulares, etc. Ya ves que hay más variedad que con los colores...

El ritmo también puede ser diferente durante la conducta masturbatoria: más lento o más rápido, en función del momento y del deseo.

También hay mujeres a quienes les gusta introducirse los dedos en la vagina y sentir su lubricación, y otras que se ayudan de lubricante o aceite, pero recuerda que siempre deben ser aptos para la zona genital.

### DÁNDOTE PLACER A TI MISMA

«El primer vibrador me lo regaló una amiga como una broma, pero después de probarlo me compré otro mejor y lo utilizo a menudo.»

MERCEDES, 27 años

* ¿Cómo te sueles masturbar?
* ¿Utilizas algún aparato u objeto?
* ¿Usas tu imaginación o te ayudas de algún recurso: literario, cinematográfico...?
* ¿Qué ambientación te gusta?
* ¿Has introducido últimamente algún cambio o mejora en tu forma de masturbarte?
* ¿Te gustaría experimentar tú sola con algún juguete o hacer alguna estimulación diferente?

No soporto que se utilice la palabra *consolador* para referirse a los juguetes sexuales que sirven para que las mujeres obtengan placer sexual. Me molesta porque tiene una connotación muy negativa. Parece que si no tienes a alguien que te provoque un orgasmo te tengas que «consolar» con un aparato. Una vez aclarado esto, hablaremos sobre dildos y vibradores. ¿Os parece?

DILDOS

Los dildos —objetos con forma fálica para la masturbación— son tan antiguos como nuestra cultura. De hecho, se han encontrado dildos pertenecientes al paleolítico superior y se tiene constancia de que en culturas como la egipcia o la griega ya se utilizaban de modo habitual.

Los hay de formas muy variadas y peculiares: formas más parecidas a un pene y otras más imaginativas; con terminación curva para estimular el punto G o dobles, para la penetración vaginal y anal al mismo tiempo; también de texturas diversas, aunque los más comercializados en la actualidad son de PVC o látex. También los hay que incorporan un arnés de cintura para facilitar la penetración de la pareja.

Y no te olvides de que también existe la posibilidad de emplear objetos que cotidianamente tienen otra función para facilitar el placer sexual, aunque depende de la imaginación de cada cual... Eso sí, siempre con el sentido común por delante.

HISTORIA DEL VIBRADOR

Te sorprenderás un poco, pero el vibrador no fue diseñado con un objetivo lúdico, como lo usamos hoy en día, sino más bien terapéutico. En el siglo XIX, en plena época victoriana, cuando la sexualidad de las mujeres solo se contemplaba con una finalidad reproductiva, apareció una enfermedad llamada *paroxismo histérico*, o *histeria femenina*. Esta enfermedad, que se convirtió en una verdadera plaga entre las mujeres de la burguesía londinense, provocaba unos determinados síntomas (insomnio, retención de líquidos, malestar abdominal, espasmos musculares, respiración entrecortada, irritabilidad, fuertes dolores de cabeza, pérdida de apetito, desfallecimientos) que solo remitían con unos masajes pélvicos practicados por un médico especialista. Estos masajes no eran nada más que la estimulación de los genitales de las mujeres hasta que llegaban al orgasmo. Sorprendente, ¿verdad? El problema era que los médicos que practicaban esta solución terminaban con los brazos acalambrados, de modo que el británico Joseph Mortimer Granville inventó el primer masajeador eléctrico, en 1880, para evitarse esos problemas musculares. Parece increíble, pero fue uno de los primeros electrodomésticos que entró en muchas casas, antes incluso que las aspiradoras, las tostadoras y las planchas eléctricas.

Hay una comedia que relata muy bien esta invención, *Hysteria* (2011), y que pone en boca de una de las protagonistas el origen de la enfermedad que dio como resultado la invención del vibrador: «La histeria femenina es un invento para ocultar la realidad de unas mujeres cuyos maridos son reticentes o incapaces de hacerles el amor como es preciso, o de hacérselo con la suficiente frecuencia».

En 1952, la Asociación Americana de Psiquiatría declaró oficialmente que la histeria femenina no era una enfermedad, sino un mito anticuado, y dejó al descubierto que su tratamiento era solo provocar un orgasmo en muchas mujeres sexualmente insatisfechas. También la industria del porno comenzó a introducir los masajeadores sexuales en las películas. De esta forma, el vibrador pasó de ser un aparato médico a un utensilio lúdico-sexual, y por lo tanto desapareció de los catálogos de electrodomésticos y de las estanterías de los grandes almacenes, para venderse en tiendas especializadas en objetos y juguetes sexuales.

De hecho, durante las décadas de los sesenta, setenta y ochenta estas tiendas especializadas eran lugares escondidos, oscuros y a veces sórdidos. No es hasta los noventa, y sobre todo ya a comienzos del siglo XXI, cuando los dildos y vibradores pasan a venderse en tiendas especializadas más abiertas e incluso en farmacias y grandes almacenes.

En la actualidad los hay de muchos tipos: para la estimulación del clítoris, del punto G, de ambos a la vez, de todos los colores y con formas más realistas —los menos vendidos— o formas fantásticas e incluso curiosas (redondas, circulares, simulando animales como delfines…). Lo importante es que te asesores bien en tu compra y que no te dé vergüenza comentarle a la vendedora o vendedor para qué lo quieres y con qué presupuesto cuentas.

Y si tienes pareja, hazle ver que el vibrador no es su sustituto, sino un complemento, porque también se puede utilizar en compañía. Parece un comentario innecesario, pero no creas, he visto a mujeres reticentes a utilizarlo porque su pareja, hombre o mujer, tenía miedo de que le gustaran más las sensaciones que le proporcionase el aparato que sus caricias.

Termino con un poema de una poeta amiga mía, Saray Pavón, que se titula «Me masturbo», y que forma parte de su poemario erótico *Esferas*:

*Mis dedos nadan y bucean en mí, se entretienen y se apresuran,*
*rápido, lento, rápido, lento.*
*El corazón se acelera, el aire se espesa*
*y los dedos siguen*
*la ruta preestablecida. Me muerdo los labios,*
*cierro los ojos*
*y tu fantasma aparece, recorre mi cuerpo de ola,*
*lo deja en un tránsito,*
*lo hace gemir, lo agita, lo eleva rápido, lento, rápido, lento,*
*rápido, lento, rápido, lento.*
*Lento, lento, lento.*

# Sexualidad en compañía

No se trata de hacer una recopilación exhaustiva de conductas ni de posturas, porque para eso otros autores y autoras ya se han dedicado a adaptar el famoso libro hindú conocido como *Kamasutra* a las diferentes realidades: desde la cultural hasta las diferentes orientaciones sexuales, pasando por las versiones más divertidas o más artísticas. Sí te comentaré algunos aspectos que me parece interesante remarcar y que he ido recopilando a lo largo de mi experiencia profesional.

## LA PRIMERA VEZ

«No tengo un mal recuerdo, pero tampoco fue como para tirar cohetes.»

CARINA, 42 años

Supongo que tienes en la mente alguna película o novela, historia familiar o anécdota de amistades que enfatiza la importancia de este hecho, y justamente dedico un apartado específico a la primera vez que una mujer tiene una relación sexual con otra persona para desmitificar un poco esta circunstancia vital.

En mi experiencia he podido comprobar que aproximadamente la mitad de las mujeres tienen un buen recuerdo, o cuando menos un recuerdo aceptable, de su primera relación sexual, mientras que el otro 50% lo tienen grabado como un mero trámite o bien como un momento para olvidar. En general, la poca educación sexual y la inexperiencia suelen incidir por igual en los dos grupos, pero en el primero, el hecho de haberlo realizado con una persona con la que se mantenía un vínculo emocional (amistad o novio o novia) y haberlo planificado facilita una buena experiencia; en cambio, la improvisación y que la persona sea alguien desconocido aumenta la posibilidad de que la primera vez no sea del todo grata.

Entre las chicas jóvenes existe desde hace tiempo una presión por estrenarse lo antes posible, y las que no lo hacen por algún tipo de prevención, o porque no han encontrado a la persona adecuada para ello, se sienten bichos raros, y no solo en la adolescencia, sino que a veces ese sentimiento perdura durante toda la juventud y la edad adulta. De hecho, algunas pacientes me han hecho el comentario, con tono negativo, de que «comencé muy tarde a tener relaciones sexuales», ante mis preguntas para rellenar su historia sexual, para añadir luego que las tuvieron a los veinte o veintipocos años. Y cuando les comento que eso está dentro de la normalidad se sorprenden y hacen la reflexión de que se pensaban que eran las últimas en «la carrera sexual».

El hecho de que la primera vez sea una experiencia frustrante no debería ser relevante en sí, el problema es cuando eso marca a algunas personas porque se interpreta como un termómetro de lo que será el resto de su vida sexual. Hay que quitar hierro al asunto, excepto en situaciones muy traumáticas, pues es muy normal que la primera vez que hacemos algo no salga muy bien. Todo necesita sus dosis de práctica y la sexualidad no es una excepción, sino que en este caso es todavía más importante porque nos falta lo que se denomina *aprendizaje vicario* (adquisición de conductas por la observación). En otras materias podemos aprender de cómo lo hacen los demás —desde la preparación de una receta de cocina que vemos en un canal de YouTube hasta cómo hablar bien en público asistiendo a una conferencia—, pero en la sexualidad esto es algo más complicado, ¿verdad?

Para terminar, y aunque tal vez esta puntualización tendría que haber ido al principio: ¿qué significa *la primera vez* en la sexualidad? Y se me ocurren más preguntas para enredar la madeja: ¿el primer orgasmo compartido? ¿El primer coito vaginal? ¿La primera vez que estás con otra persona desnuda y empezáis a manosearos? Ya ves que no está tan claro. Recuerdo, trabajando en el Centro de Planificación de Manresa, la respuesta de una joven de 17 años a la pregunta «¿A qué edad tuviste tu primera relación sexual?». «Aún no la he tenido.» Mi sorpresa vino cuando me empezó a formular dudas muy específicas sobre el coito anal y el sexo oral y, ante más preguntas mías, me expuso su teoría: «Mi primera vez será cuando practique el coito vaginal, el resto solo son diversiones previas sin importancia».

TU PRIMERA VEZ (SI TODAVÍA NO HA OCURRIDO)
En primer lugar: tienes que estar convencida de querer tener relaciones sexuales. Es importante tener muy claro que son el momento y la persona adecuados, sin dejarte llevar por la presión de las amistades ni de la pareja. Si dudas, deja pasar el tiempo, hasta que te sientas más segura con tu decisión.

Segundo: debes saber qué quieres y también qué quiere la otra persona, para no llevarte decepciones. Quizás uno de los miembros de la pareja desee además una relación afectiva y en cambio el otro solo busque relaciones sexuales. Es muy importante hablarlo antes y que los dos estéis seguros o las dos estéis seguras y comentéis vuestros miedos y angustias.

Si ya te has decidido a tenerlas:

- El primer coito no tiene por qué doler, pero es cierto que la ansiedad, la tensión y el miedo a un embarazo no deseado, por ejemplo, pueden provocar un cierto malestar.
- Tened al alcance preservativos para evitar un embarazo indeseado o una infección, y utilizadlos desde el primer momento de la penetración.
- Buscad un sitio tranquilo, sin prisas y sin interrupciones.

- En cualquier momento puedes desdecirte. Es decir, si durante el proceso te lo has repensado, coméntaselo a tu pareja y dejadlo para otro momento.
- No tengas las expectativas muy altas, porque hay por delante mucho tiempo para aprender y seguro que para mejorar esta primera vez.

Si tus primeras relaciones sexuales son con una chica, no te tendrás que preocupar por un embarazo no deseado, pero no menosprecies las probabilidades de una infección. El resto de los puntos tienen la misma importancia.

## Sí al coito, no al coitocentrismo

> «El coito me gusta, pero creo que está sobrevalorado.»
> MÓNICA, 40 años

El título parece un eslogan y para mí lo es. El coito vaginal sigue siendo el «number one» de las prácticas sexuales. De hecho, se suele comentar que una relación sexual sin penetración es incompleta, o que todo debe ir encaminado hacia el momento cumbre de la relación sexual, que es el coito. Este reduccionismo de la conducta sexual humana recibe el nombre de *coitocentrismo*.

Si se identifica sexualidad solo con reproducción, el coito vaginal es imprescindible. Pero si deseamos centrarnos más en las funciones sexuales del placer o del afecto, el coito es tan solo una conducta sexual más.

El coitocentrismo provoca que muchas personas y parejas describan su vida sexual como rutinaria o aburrida porque es como si visionasen siempre la misma película. La fijación por esta práctica sexual viene condicionada porque culturalmente, y sobre todo desde la educación religiosa imperante en nuestra sociedad, la única finalidad legítima de la sexualidad ha sido durante mucho tiempo la reproductiva. Y a pesar de que muchas personas ya no se manifiestan seguidoras, en materia sexual, de las indicaciones de las máximas autoridades religiosas, siguen repitiendo el patrón por falta de una educación sexual más positiva y desculpabilizadora. Otro de los factores que han ayudado a aceptar el coito como la única práctica sexual relevante es que la relación sexual ha estado, hasta no hace demasiado, supeditada al goce solo del hombre, dejando de lado el placer de la mujer.

Muchas mujeres disfrutan del coito, aunque no lleguen al orgasmo por la penetración. Las sensaciones que ofrece la vagina son diferentes y también hay que tener en cuenta el efecto emocional que supone para algunas este comportamiento sexual: sentirse penetrada por la persona que te atrae o a quien quieres. Es tal vez, como me comentó una paciente, la situación más íntima que nunca puedas tener con alguien. Eso sí, variando de vez en cuando de postura y también probando otras conductas sexuales, pues «en la variación está el gusto».

## LAS POSTURAS COITALES MÁS HABITUALES

> «Hay días que me gusta que probemos posturas diferentes, pero tampoco nos obsesiona.»
>
> LIDIA, 35 años

Solo mencionaré cuatro, pero, como he comentado antes, si tienes curiosidad puedes consultar otros libros, como el *Kamasutra* y sus variantes culturales.

- Misionero: es la postura más clásica y practicada. Y como ya sabes, consiste en que el hombre penetra estando encima

de la mujer. Recibe este nombre tan curioso porque parece que era la postura que los misioneros recomendaban a los indígenas durante la evangelización. Es algo pasiva para la mujer, pero se puede mejorar con algunas variaciones:
- Utiliza cojines para la zona lumbar, porque te harán estar más cómoda y la vagina será más accesible.
- Bascula tu pelvis y levanta un poco las caderas para facilitar así el roce del pene en tu clítoris.
- Si eres suficientemente flexible, coloca tus piernas sobre sus hombros para notar una penetración más profunda.
- Intenta también cerrar las piernas y que él te penetre para facilitar la sensación de presión.

- Andrómaca: es la posición en que la mujer está situada encima del hombre, y recibe este nombre porque, según la mitología griega, Héctor y su esposa Andrómaca la practicaban a menudo. Esta postura posibilita que la mujer controle la profundidad y el ángulo de la penetración y que la estimulación del clítoris sea más intensa, bien por frotamiento del clítoris con el pubis del hombre, bien porque la mujer puede tocarse con más facilidad el clítoris para ayudarse a llegar al orgasmo.

- Perrito: la mujer se coloca a cuatro patas y el hombre, de rodillas, la penetra por detrás. Posibilita una penetración profunda y que el hombre o la mujer misma estimule el clítoris durante el coito.

- Cuchara: es la postura del sexo tranquilo. Los dos están de costado hacia el mismo lado (la espalda de la mujer contra el pecho del hombre) y la penetración es profunda y muy afectiva. Es muy utilizada en los últimos meses del embarazo.

## Sexo oral

«Que me estimulen con la lengua el clítoris es,
con diferencia, mi actividad sexual favorita.»
Daniela, 50 años

Es una práctica sexual en la que se estimulan los órganos sexuales con la boca (lengua, labios...). Para muchas parejas resulta muy gratificante y forma parte de sus actividades sexuales más practicadas. Otras solo recurren a él como una estimulación previa al coito.

Las objeciones que todavía existen entre algunas personas para practicarlo vienen dadas por la creencia de que los genitales son una zona sucia y llena de bacterias. Hay que aclarar que, si se tiene una higiene correcta de la vulva, el pene y la zona perianal, no conlleva más riesgos que practicar cualquier otra actividad sexual, como el coito vaginal. De todas formas, y como en cualquier situación relacionada con la sexualidad, tienes que sentirte cómoda, y si por alguna razón no es así, es mejor que le comentes a tu pareja tus inconvenientes al respecto y seguro que hablando los podréis solucionar.

Puedes practicar distintas variantes del sexo oral. Las más habituales son:

- **Cunnilingus:** con este nombre, que parece sacado de una clase de latín, se incluye besar, chupar, lamer, morder con diferentes grados de intensidad, con la boca, la lengua, los labios y los dientes la parte interna de la vulva, la entrada de la vagina o el clítoris. Hay mujeres que, aunque les gusta, me han manifestado algunos peros porque creen que sus genitales no son proporcionados o bonitos, y que difícilmente gustarán a su pareja sexual; nada más lejos de la realidad, porque cada vez menos hombres se sienten incómodos practicando esta modalidad. De todas formas, si tienes algún reparo, ya sabes que se soluciona hablando.

Con todo, es importante que le hagas saber qué tipo de estimulación te gusta: más directa, de la lengua sobre el clítoris, o bien en la zona de su periferia; y si prefieres que sea lenta o bien con rápidos movimientos vibratorios circulares. Si en algún momento sientes que la sensación es tan intensa que llega a ser molesta, indícale que sea más suave; y si, en cambio, estás a punto de llegar al clímax, hazle saber que quieres más intensidad o incluso presiona su cabeza contra tu vulva o realiza movimientos pélvicos para aumentar tu placer.

Aunque la mayoría de las mujeres no necesitamos un período refractario, una vez logrado el orgasmo quizá sí que te haga falta una pausa en la estimulación directa, porque el clítoris está tan sensible que te puede resultar hasta irritante. No te sepa mal indicarle que dirija su lengua hacia otra zona de la vulva o que cese con el sexo oral y te permita un momento de relajación, acariciando otra zona de tu cuerpo.

• **Felación:** después del coito, es la práctica más demandada por los hombres a sus parejas. Consiste en lamer y chupar el pene y los testículos con la boca, la lengua y los labios. Puedes alternar la estimulación del glande y del frenillo con la lengua y los labios, la introducción de todo el pene en la boca con movimientos de vaivén y la estimulación manual. Tienes la opción de moverte tú mientras le practicas la felación o bien que sea él quien lo haga. En cualquier caso, si tienes sensación de ahogo o de náuseas, ralentiza los movimientos o detén la estimulación bucal y sigue con la mano hasta recuperarte. Si no te apetece que él eyacule en tu boca, negocia que te avise cuando esté a punto de llegar al orgasmo y no te creas los artículos que corren por la red que explican que tragarse el semen es muy nutritivo.

- **El 69:** curiosamente, antes se denominaba *seis y nueve*, en lugar de *sesenta y nueve*. Es la postura en la que los dos miembros de la pareja disfrutan a la vez: ambos pueden estimular oral y manualmente los genitales del otro, echados o uno encima del otro, pero en sentido inverso. Hay personas muy fans de este «número», pero otras me han comentado que se distraen de su placer al facilitar el ajeno.
- **Beso negro:** es besuquear, lamer, chupar o introducir la lengua en el ano de la pareja. Recibe este nombre porque la piel del ano es más oscura que la de los labios, y también es conocido como *anilingus*.
- **Humming:** sonido gutural de la garganta que genera un cosquilleo en la zona genital. Ya ves que también puedes utilizar el aparato fonador para dar placer...

Si te animas a emplear algún alimento para darle un sabor distinto a tus genitales o a los de tu pareja, como nata, crema de chocolate, miel, yogurt, etc., ten cuidado de que no entre dentro de la vagina, para evitar picores e infecciones. Y si quieres utilizar aceites o lubricantes, comprueba antes que se pueden utilizar en la parte interna de la vulva o en el glande.

SEXO ANAL

Hace un tiempo me sorprendió encontrar una entrada en el blog de Amarna Miller, una famosa actriz porno española, titulada «Reflexiones: la obsesión del porno con el coito anal». Amarna manifestaba su extrañeza ante la fijación que tienen muchos hombres con esta práctica, incluidos los directores de porno. Como puedes comprobar, es una conducta sexual algo controvertida: muchos hombres heterosexuales quieren practicarla, pero pocos que se la practiquen, y provoca disconformidad en bastantes mujeres.

Los datos sobre el sexo anal especifican que el 40% de las parejas heterosexuales lo ha practicado en alguna ocasión, pero solo el 20% lo hace de manera habitual. Requiere una preparación para dilatar el ano con la ayuda de los dedos haciendo un masaje y la utilización de bastante lubricante, si es posible específico para esta práctica. Y mucho cuidado al utilizar lubricantes con anestésico, porque, aunque evidentemente insensibilizan la zona, justamente por eso se pueden producir desgarros más importantes al no notar nada.

No podemos obviar que a veces los excrementos pueden jugar una mala pasada, pues no olvidemos que el ano es el sitio por donde defecamos. Algunas personas, para evitarlo, se practican una lavativa antes de practicar el coito anal.

La penetración con el dedo, el pene o con un tapón o dildo anal debe ser lenta y con mucho cuidado, para no provocar dolor ni heridas en el recto. Se aconseja siempre la utilización del preservativo y cambiarlo si después se practica el coito vaginal.

Hay mujeres que disfrutan con el sexo anal, y si eres una de ellas no tienes por qué sentirte mal, sino al contrario: has descubierto otra manera de gozar; pero, como ya he comentado varias veces a lo largo de todo el libro, si quieres probarlo es preciso que te sientas preparada y que comentes todas tus dudas con tu pareja, y si, a pesar de todo, no te apetece, no tienes por qué realizar nada que no quieras.

Otro aspecto a tener en cuenta en las relaciones heterosexuales: hombres y mujeres tienen ano, y eso significa que ambos son candidatos a experimentar esta práctica sexual.

Puede ser muy interesante intercambiar roles para que los dos prueben las sensaciones anales, en especial los hombres con la variante de la estimulación directa de la próstata o punto P.

### ALGUNAS PALABRAS O PRÁCTICAS RELACIONADAS CON EL SEXO ANAL

- Tapón o plug anal: es un juguete para el sexo anal. Se puede utilizar para iniciarse en la práctica sexual, en pareja o en solitario. Cuenta con una anilla o tapón al final para manipularlo con comodidad y que no quede atrapado en el interior del ano. Tiene un inicio más delgado y redondeado, para facilitar la penetración, y siempre se ha de utilizar con lubricante. Algunos tienen una forma curva que facilita la estimulación de la próstata. ¡¡¡Muy importante!!! No utilizar para la penetración anal dildos vaginales, porque pueden quedarse dentro del ano.
- Vibrador anal: es parecido al vibrador vaginal, pero, como el plug anal, tiene una anilla o tapón para evitar que se quede atrapado en el ano. ¡¡¡Muy importante!!! No utilizar para la penetración anal vibradores vaginales, porque pueden quedarse dentro del ano.
- Pegging: se denomina así a la penetración anal de la mujer al hombre mediante un tapón o un vibrador y a veces ayudada de un arnés, que se sujeta en la zona de las caderas para facilitar la penetración y simular un coito.

## Conductas sexuales más atípicas

> «Un novio con quien salí hace tiempo me introdujo
> en el bondage y de vez en cuando me gusta practicarlo.»
> VERÓNICA, 45 años

Hay conductas sexuales poco convencionales que últimamente se están popularizando, sobre todo a partir de artículos o reportajes periodísticos: fetichismo, shibari, bondage, sadomaso, rubberismo y una infinidad más de prácticas.

En una sexualidad normativa algunas de estas modalidades ya se utilizan en variantes suaves. Por ejemplo, usar un conjunto interior sexy —fetichismo—, atar las manos de tu pareja con un pañuelo —bondage— o dar un pellizco o un mordisco al culo de tu amante —sadomaso—. Ahora bien, si tu intención es adentrarte en alguna de estas prácticas es muy importante que te informes previamente y te formes con profesionales especializados.

Algunas de estas prácticas pueden entrañar cierto riesgo y por tanto es muy recomendable practicarlas con personas responsables y de mucha confianza. De hecho, los cuatro principios de los juegos sadomasoquistas y del resto de estas prácticas son: voluntariedad, confianza, responsabilidad y comunicación.

# FAQs
## (Preguntas frecuentes a una sexóloga en los últimos 20 años)

**¿Masturbarse puede provocar disfunciones sexuales?**
La masturbación sigue siendo el pariente pobre de la sexualidad, y por lo tanto arrastra todavía una aureola de tabú y muchas connotaciones negativas. Masturbarse no predispone a tener ninguna disfunción sexual ni problemas de salud. Ahora bien, todos los extremos son malos, y si la masturbación se ha convertido en una obsesión y limita actividades de la vida cotidiana, entonces sí que se puede convertir en un problema. Pero no sufras, porque para la mayoría de las personas es simplemente una conducta sexual gratificante practicada en soledad.

**Si tengo pareja y me masturbo, ¿le estoy siendo infiel?**
Algunas mujeres, y también algunos hombres, manifiestan incomodidad e incluso irritación cuando descubren que su pareja se masturba en solitario. Algunas me han comentado: «Pero si me tiene a mí, ¿por qué se satisface solo?». Hay quien lo hace a escondidas y con sentimientos de culpabilidad. La masturbación es una conducta sexual privada e íntima que no tiene por qué menoscabar la sexualidad con la pareja. Hombres y mujeres pueden practicarla aunque tengan unas relaciones satisfactorias con su pareja, por puro divertimento solitario. Si te disgusta que tu pareja lo haga, coméntaselo e iniciad una conversación sobre la importancia de la masturbación en vuestra vida sexual, tanto cuando erais adolescentes como en la actualidad. Si te sientes mal si la practicas, explícale estos sentimientos a tu pareja.

## ¿El semen engorda?

Leerás algunos titulares sensacionalistas al respecto, pero no les hagas mucho caso. De hecho, tragarte el semen durante una felación no es malo, pero es una opción que debes comentar con tu pareja. Si no te apetece no tienes por qué hacerlo; negocia que él te avise un poco antes de tener las primeras sensaciones orgásmicas o bien acaba con la mano cuando creas que está cerca del clímax.

## En pareja, ¿el orgasmo ha de ser simultáneo para ser satisfactorio?

Es otro de los mitos más extendidos y fomentados por las películas. Escena tópica: hombre y mujer bajo las sábanas, generalmente él encima, unos movimientos rápidos y ambos gimiendo de placer a la vez. Pues eso, que como me comentó una vez un director es una simplificación, porque es una secuencia más, y no muy importante, de toda la película, es la excepción y no la norma. No te preocupes, pues, y dedícate a disfrutar sin el condicionante de estar pendiente de si tu pareja está también o no a punto. Eso sí, si lo conseguís, fantástico, pero no lo incorpores a la lista de obligaciones cada vez que tengáis relaciones sexuales.

## ¿Es verdad que los hombres piensan todo el día en el sexo?

Pues no tanto como se dice. Estudios que se han realizado al respecto no dan unas cifras tan altas como muchas personas pensarían: los hombres piensan una media de 19 veces y las mujeres unas 10.

## ¿El tamaño del pene es importante para la satisfacción de la mujer?

Durante el coito la vagina tiene la capacidad de adaptarse a la longitud y el grosor del pene, por lo que el tamaño no lo es todo, ni siquiera lo más importante. Seguramente la intensidad de la erección, el dominio de determinadas técnicas eróticas y la sincronía que se establece entre los dos miembros de la pareja desempeñan un papel más importante en la satisfacción que las dimensiones.

**¿Por qué la postura del perrito hace tanto daño a algunas mujeres?**

Ninguna postura debería hacer daño, porque es muy importante que en la relación sexual te sientas cómoda para gozar al máximo. Ahora bien, si la penetración es muy profunda e intensa, algunas mujeres pueden sentir malestar; en tal caso, dile a tu pareja que disminuya la energía y lo haga más suave, y si aun así todavía te molesta, consulta a tu ginecólogo o ginecóloga.

**Cuando hago el amor con mi chica, lo que me apetece más es hacer sexo anal, pero no lo conseguimos practicar nunca porque a ella le duele. ¿Qué podemos hacer?**

El sexo anal genera dudas en muchas parejas heterosexuales. Se puede practicar con el dedo (el hombre a la mujer y también la mujer al hombre), con el pene (hombre a mujer) y con un dildo anal (el hombre a la mujer y viceversa). De todas formas, lo más importante es que a ti te apetezca practicarlo y también a tu pareja, y es primordial ir experimentando poco a poco. Para evitar problemas al practicar el coito anal hay que utilizar un buen lubrificante anal —mejor con base de silicona— y ayudarse de los dedos para dilatar y estimular correctamente el esfínter, pues hay que tener en cuenta que la función del ano es la de expulsar y no la de introducir... Es muy recomendable utilizar siempre condón y, si se alterna con el coito vaginal, lavar el pene o cambiar el preservativo para evitar infecciones, sobre todo si la penetración es primero anal y luego vaginal.

**¿Cuál es la mejor postura para que la mujer llegue al orgasmo más rápido?**
Eso depende de cada mujer, pero es más fácil si se puede estimular directamente el clítoris o bien la parte anterior de la entrada de la vagina (punto G) con el pene, el dedo o un vibrador.

**¿Hay que depilarse la vulva para tener unas mejores relaciones sexuales?**
Para tener unas buenas relaciones sexuales no es necesario depilarse ninguna zona del cuerpo. Ahora bien, hay personas, tanto mujeres como hombres, que se sienten más cómodas sin pelo en determinadas zonas del cuerpo, o que creen que determinadas partes depiladas son más atractivas. Eso sí, si la higiene es la correcta, una zona con pelo no significa que sea más sucia que otra que no tenga. Especialistas en dermatología advierten incluso de que el hecho de mantener el pelo en la zona púbica protege frente a infecciones de transmisión sexual. Por lo tanto, depilarse una determinada zona del cuerpo es una opción totalmente personal. Hay que ser consciente de que determinadas modas y gustos estéticos nos pueden empujar a realizar algunas conductas que son totalmente prescindibles para disfrutar de una buena sexualidad.

**A mi pareja le gusta ponerse mi ropa interior, ¿tiene un problema?**
Un cierto grado de travestismo puede considerarse como un juego de la pareja, un intercambio de papeles. Ahora bien, si tu pareja solo se excita de ese modo o para llegar al clímax nece-

sita estar vestido así, quizá se encuentre en los inicios de una conducta parafílica y sería interesante consultarlo con un sexólogo o sexóloga.

**¿Puedo volverme adicta al vibrador?**
Algunas mujeres refieren que los orgasmos que tienen con la ayuda de un vibrador pueden ser más intensos y placenteros que los que obtienen de otras maneras, pero solo te volverías «adicta» si su utilización se tornase compulsiva, es decir, si no tuvieses control sobre tu conducta y eso interfiriese en tus relaciones de pareja o incluso en las sociales y laborales.

**Hay muchos tipos de vibradores, ¿me aconsejas uno que sea bueno?**
Tienes razón, en la actualidad existen en el mercado muchos tipos de vibradores y de precios muy diferentes. Preguntas que te ayudarán a escoger el vibrador adecuado para ti:
- ¿Para estimular el clítoris, la zona del punto G o la vagina en general? Hay de diferentes diseños, algunos más específicos y otros que sirven para todo un poco.
- ¿Para utilizarlo sola o en pareja? Hay vibradores para utilizar en pareja durante la penetración, y otros más cómodos para utilizar sola, aunque también lo puedes emplear en pareja, si bien no para la penetración.
- ¿Cuánto te quieres gastar? Hay mucha variedad de precios.

Con estas preguntas contestadas, mira algunas webs de tiendas on-line y visita tiendas presenciales, porque es importante comprobar el tacto.

**Nunca soportaría que me azotasen, pero me excito cuando pienso en ello. ¿Tengo un problema?**
Hay personas que solo pueden tolerar determinadas prácticas

sexuales si únicamente forman parte de su imaginación, y que tienen claro que nunca entrarán en su registro de comportamientos sexuales.

**Mi pareja me ha propuesto ir a hacer dogging, pero no lo tengo nada claro. ¿Qué te parece?**
Últimamente el dogging —tener sexo en lugares públicos— parece que se ha puesto de moda, pero es una práctica muy antigua. De hecho, la mayoría de las parejas lo han hecho alguna que otra vez, en un coche aparcado en algún lugar discreto o en una playa o parque. Tal vez tu pareja se refiera a hacerlo de manera más organizada, quedando en lugares concretos donde otras parejas lo practican o haciendo quedadas a partir de páginas web específicas de dogging. Ahora bien, si a ti no te apetece practicarlo solo tienes que hacérselo saber. No tienes por qué sentirte obligada a realizar ninguna conducta sexual que no quieras hacer.

**Quiero iniciarme en el sado, ¿qué puedo hacer?**
Si quieres iniciarte, primero sería interesante que te informases mucho sobre el tema, porque dentro de la sigla BDSM se incluyen al menos tres tipos de actividades eróticas: bondage (ataduras e inmovilizaciones), D/S (escenas de dominación/sumisión, órdenes, protocolos) y S/M (sadomasoquismo, dolor erótico con azotes, látigos, pinzas…). También es esencial que te formes en las actividades BDSM que quieras practicar, tanto si adoptas el papel de persona sumisa como el de dominanta o el de *switch* (que alterna roles), y siempre lo practiques con una persona experimentada para evitar riesgos. Existen clubes privados que, previo acuerdo, dejan entrar sin verse forzado a participar.

# 6

## La mejor vacuna

La historia que viene a continuación tiene como protagonistas un policía, un amor de verano y un gimnasio. A priori, no parece que los tres conceptos tengan mucha relación, pero ya veréis enseguida que sí la hay: este fue un caso de falta de comunicación como una catedral. Vayamos al principio...

Aquel verano que pasaron en Móstoles les tatuó «botones de fuego en el corazón», como diría el poeta Salvat-Papasseit. De hecho, Luis, un joven policía nacional, no tenía previsto salir de fiesta aquel primer fin de semana de agosto, pero sus amigos insistieron en que les acompañara, que venía a cenar una chica catalana que le haría tilín. Y no iban mal encaminados. Se pasaron toda la noche charlando, riendo, gastándose bromas y, de madrugada, después de intercambiarse los números de teléfono, se dieron un beso furtivo. En las siguientes semanas de calor se hicieron inseparables: se habían enamorado.

La chica que había encantado a Luis se llamaba Cris. Tenían la misma edad. Era de Premià de Dalt, pero por su trabajo de secretaria de dirección hacía unos meses que residía en Barcelona, en un piso que se acababa de comprar en La Salut. Ahora bien, aquel verano en que había ido a Móstoles por solo una semana, porque allí tenía a sus tíos y abuelos, se acabó convirtiendo en una estancia de cuatro semanas.

Hasta aquí todo bien. El problema surgió cuando llegó el mes de septiembre. Cris debía regresar a Barcelona. Aquella despedida, en palabras de sus protagonistas, pareció una canción del Dúo Dinámico. Pero las cosas, con voluntad, se pueden superar, y aquella nueva pareja decidió seguir con su relación a distancia unos meses más hasta que Luis, que podía hacerlo por su condición de funcionario, solicitó el traslado a Cataluña. Empezaron a vivir juntos, tan enamorados como en verano, pero poco a poco algo se fue torciendo.

Cuando me vinieron a ver hacía siete años de aquella bonita historia de amor, pero hacía dos que no tenían relaciones sexuales de ningún tipo. De hecho, fue la propia Cris, un tanto desesperada, quien «arrastró» a su novio hasta la consulta. En un santiamén me di cuenta de que Luis estaba con un estado de ánimo muy bajo, casi depresivo. De hecho, él era el integrante de la pareja que, cuando llegaba la hora del sexo, lo rechazaba diciendo «No me apetece». Ante este panorama, había que encontrar la raíz del problema, porque a simple vista no se veía. Lo que hice fue trabajar con ellos por separado.

El primer paso consistía en averiguar por qué Luis estaba tan desanimado. Después de algunas conversaciones me di cuenta de que se sentía solo y algo desaprovechado. Resulta que el trabajo que hacía en Barcelona no era tan activo como el de Móstoles, ya que ahora se trataba de una tarea mucho más administrativa. Eso no acababa de gustarle. Encima, se había empezado a encerrar en sí mismo porque no había logrado hacer nuevos amigos y siempre dependía de los colegas de su pareja: «Voy de casa al trabajo y del trabajo a casa. Y en casa, pues no hago mucho más... me paso el día jugando al ordenador».

El trabajo con Luis tuvo un carácter más psicológico que sexológico: era necesario que recuperase la felicidad y se volviese a socializar. Y para hacerlo examinamos juntos lo que le gustaba hacer, lo que popularmente se llama *hobbies*. Llegamos a la conclusión de que retomar la actividad física, que ya había practicado en Móstoles años atrás, sería una solución. No es un argumento nuevo: el deporte es beneficioso para el cuerpo, para la cabeza y para la actividad sexual. Además, provoca la segregación de endorfinas por un tubo. Y así fue: se apuntó a un gimnasio, comenzó a sudar de lo lindo y empezó a conocer a gente nueva. Seguramente, como efecto dominó del bienestar que comenzaba a notar, aumentó su ritmo de sociabilización. En pocas semanas hacía un curso de fotografía y era voluntario en una perrera municipal. Pero aún quedaba un problema: Luis y Cris no practicaban sexo de ninguna de las maneras.

El siguiente paso fue trabajar con ella, y claro, le hice la misma pregunta que a él:

—Tú, Cris, ¿qué quieres sexualmente de tu novio?

Y lo sorprendente fue que se quejaba de que no quería que él se masturbase cuando estaba solo en casa. Lo grave de la respuesta es que identificaba la masturbación de Luis con la falta de sexo en la pareja, es decir, ella focalizaba todo el agravio en él. Eso no podía ser, era preciso que Cris recuperase la confianza en su novio. Para hacerlo, tenían que hablar más, porque todo parecía indicar que no se transmitían las cosas el uno al otro y después se creaba una atmósfera de desconocimiento muy peligrosa.

Les hice ver que la comunicación de pareja era la clave de sus problemas, recapitulando su propio caso. En mi despacho, con ambos sentados frente a mí, les dije:

—Cris dice que le gusta el sexo oral y tú, Luis, me dijiste que pensabas que a ella no le gustaba el cunnilingus.

Se miraron sorprendidos. Yo continué:

—Cris dice que una de sus fantasías es que su pareja la haga sentir deseada y Luis me explica que no tenía ni idea.

Volvieron a mirarse mutuamente y en silencio.

—¿Veis como el problema que tenéis es de una incomunicación brutal?

Habían dejado de hacerlo (el sexo) por no contrastar las informaciones y dejarse llevar por un cúmulo de prejuicios sin ton ni son. El suyo no era un problema exclusivamente sexual; era, más bien, un problema de «lengua» y de haberse olvidado con los años de inyectarse la mejor vacuna: la comunicación.

## Deshojando la margarita: me gustas o no me gustas

Ya habréis visto que en todos los capítulos planean constantemente determinados temas, porque son tan importantes que resulta imposible no mencionarlos a cada momento. Uno de ellos es la comunicación sobre el hecho sexual entre la pareja.

Incluso en consulta me encuentro a personas y parejas con una buena comunicación de los afectos y de las cuestiones cotidianas pero deficiente en el aspecto sexual.

Seguramente, la falta de educación sexual y la existencia todavía de muchos mitos y tabús en torno a la sexualidad provoca que desde los comienzos de la formación de la pareja el aspecto comunicativo vaya cojo y esa cojera se vaya manteniendo, o incluso agravando, en el futuro.

Si bien al principio de conocerse otros aspectos como la atracción, el enamoramiento o la ilusión pasan por delante y se da menos importancia a la comunicación sexual, con el tiempo, cuando la relación se consolida, pueden aparecer algunas desavenencias que a menudo no se explicitan, y que a la larga terminan creando malestar en uno o en los dos miembros de la pareja y convirtiéndose en el germen de conflictos o disfunciones.

Sigue leyendo porque intentaré analizar algunos aspectos que espero que te sean útiles...

## Iniciando una relación o el conocimiento

> «Le volví a ver en aquel bar y pensé que todavía
> me gustaba más y que por eso no me acercaría.»
> NASTIA, 25 años

Todo puede iniciarse en una reunión profesional o en un bar, pero también chateando después de clicar un perfil en una red social, o tal vez cuando hace tiempo que conoces a esa persona. Te empiezas a sentir atraída y quieres comunicárselo, pero no quieres parecer demasiado atrevida y además tienes miedo del rechazo.

Si es presencialmente, puedes utilizar algunas estrategias sencillas: mirarle atentamente esperando que te vea para que tus ojos y los suyos se encuentren, acercarte, intentar que un tercero te lo presente si no lo conoces... Si es virtualmente, puedes proponerle chatear... No hay nada que funcione al cien por cien. Mostrarte tal como eres, en una versión algo mejorada, suele ser la mejor táctica. Infórmate, si puedes, sobre él o ella, y céntrate en los puntos que tenéis en común para iniciar la conversación.

Hay mujeres que muestran una actitud más expectante en las primeras etapas de conocimiento y esperan que sea el otro quien dé el primer paso; otras, en cambio, más empoderadas, se lanzan sin muchos problemas.

También puede darse la situación a la inversa: tú le gustas a otra persona y él o ella inicia el acercamiento. Aquí tu respuesta de aceptación o rechazo deberá ser lo bastante clara para no crear malentendidos. A veces, sin embargo, puede suceder que al ir conociendo a una persona que al principio no te gustaba mucho, cambies de parecer. Y está claro que también puede ocurrir lo contrario.

No quiero escribir más líneas de este capítulo sin prevenirte respecto a ciertos hombres seguidores de la llamada «seducción científica», aunque de científica no tiene nada. Los y las gurús de esta corriente promulgan en cursos, vídeos y páginas de internet técnicas muy perversas para conseguir ligarse a una mujer. Utilizan expresiones del tipo «factor fulana», conceptos como «ganador» si consiguen seducir a un gran número de mujeres y tácticas del tipo «Cómo mentir para llevárselas a la cama» o «Ignóralas deliberadamente para que coman de tu mano».

Este tipo de estrategias calculadas y manipuladoras perpetúan los estereotipos de género: hombres que hacen lo que sea para conseguir ligar y tener sexo con una mujer. Y, como te puedes imaginar, siguen poniendo más énfasis en la cantidad que en la calidad de las relaciones. Si sospechas que el individuo que quiere intentar conocerte no juega limpio, no lo dudes, comunícaselo directamente sin cortarte un pelo y seguramente te ahorrarás complicaciones a medio plazo.

Es muy positivo que cualquier persona quiera mejorar sus habilidades sociales para conocer a otras personas, pero siempre desde el respeto y la igualdad, nunca aprovechándose de la vulnerabilidad del otro para conseguir lo que uno quiere.

De todas formas, aunque acabo de prevenirte de estos «seductores científicos», es solo un subgrupo, y la mayoría de los hombres que muestran interés en iniciar una relación contigo seguramente se encuentran en la misma situación de inseguridad y nerviosismo que tú.

## La comunicación en la pareja

«Con el tiempo he comprobado que cada persona es un mundo, y que es necesaria una manera diferente de comunicarse con cada una.»

ANUSKA, 60 años

Las relaciones de pareja se basan en la comunicación en sentido amplio, es decir, que no solo nos referimos a la parte verbal sino también a la no verbal. Miradas, caricias y gestos faciales y corporales pueden comunicar mucho más que las palabras. También determinadas conductas nos dan mucha información sobre nuestra pareja y las parejas de nuestro alrededor. No es de extrañar, pues, que en determinadas situaciones, como por ejemplo una cena con amistades, hayas intuido que una pareja tenía problemas a partir de gestos que has observado en uno u otro, conductas de uno hacia el otro e incluso silencios entre los dos. Esa pareja amiga tuya comunicaba un malestar entre ellos al resto del grupo, aunque no lo verbalizase.

Así, y como conclusión del ejemplo anterior: es imposible no comunicarse. Siempre nos estamos comunicando y, por lo tanto, hemos de considerar la buena comunicación como un instrumento que facilita el éxito en una relación de pareja. No es preciso que hagas un máster en habilidades comunicativas, pero sí tienen que empezarte a sonar expresiones como *escucha activa, asertividad, validación emocional, empatía, resolución de conflictos, negociación...* e ir introduciendo estas técnicas en tu vida cotidiana y, en especial, en tu relación de pareja.

## Elementos básicos en la buena comunicación de pareja

- **Escucha activa:** se resume muy bien en el dicho «Dos orejas y una boca tenemos, para que escuchemos más que hablemos». Pero no se trata solo de escuchar sin más, sino que se han de incorporar otros elementos, como una buena atención, una actitud positiva y un lenguaje no verbal adecuado. No vale escuchar a nuestra pareja mientras intentamos contestar un mensaje en el teléfono móvil, ni tampoco interrumpirla constantemente cuando nos habla.
- **Validación emocional:** es un punto más allá de la escucha activa, porque te predispone a aceptar como válido lo que la otra persona te está explicando, sobre todo cuando expresa sentimientos y emociones. Por lo tanto, es importante no juzgar lo que siente nuestra pareja, aunque creamos que no tiene razón o que exagera.
- **Empatía:** un refrán sioux lo explica muy bien: «No juzgues a nadie sin haber caminado dos lunas con sus zapatos». Ponerse en la piel del otro no significa compartir a pies juntillas lo que expresa, pero enriquece tu punto de vista y por lo tanto mejora la comunicación.
- **Asertividad:** es la capacidad de comunicar y defender nuestras opiniones, sentimientos y derechos de forma respetuosa y siempre con actitud negociadora. En las parejas que veo en consulta predominan las actitudes y los comportamientos pasivos —«No digo nada por si se molesta o porque no quiero complicar las cosas»— o los agresivos —«Siempre da órdenes y quiere imponer su criterio»—. Y a menudo se complementan: uno de los miembros tiene un estilo relacional pasivo y el otro agresivo, pero también pueden ser ambos agresivos o ambos pasivos. Estos dos

estilos acaban provocando a la corta malentendidos y desconfianza en la pareja, y a medio plazo malestar y distanciamiento.

* **Negociación y resolución de conflictos:** la vida en pareja es una constante negociación y hay que ir resolviendo los conflictos a medida que se van produciendo. Si no hay conflictos no es muy buena señal: quizás uno de los dos está teniendo un estilo pasivo y se pliega siempre a lo que quiere el otro.

A veces, la falta de estos recursos comunicativos, pero también la confianza mal entendida, las prisas del día a día o la relajación de las costumbres provocan que la comunicación en pareja se deteriore, creando repetidos malentendidos y silencios incómodos.

Además, cuando se inicia una relación de pareja, se tiende a poner el énfasis en los aspectos coincidentes. Y eso me hace pensar en la pareja de cinéfilos que me manifestaba con extrañeza que últimamente tenían falta de sintonía hasta para ir a ver películas juntos. Les hice reflexionar sobre los títulos a los que asistían acaramelados al ciclo de clásicos de la Filmoteca y también a las reposiciones de un conocido director. Pero en la actualidad divergían mucho acerca de sus gustos sobre los géneros cinematográficos, y eran incapaces de negociar con calma qué películas ver a lo largo de la semana, tanto en la televisión como en las salas de cine.

## La comunicación íntima y sexual

«No entiendo cómo puedo ser tan habladora en mi vida cotidiana, y en la cama quedarme tan muda.»

SOFÍA, 34 años

Es un tipo de comunicación especial, e incluso más complicada de gestionar. Cuando nos sentimos atraídos por alguien o le queremos, tomamos consciencia de nuestra vulnerabilidad. En el sexo nos desnudamos físicamente, pero también emocionalmente, y eso nos deja en una situación doblemente delicada. De hecho, y como he comentado antes, hasta las personas muy asertivas y buenas comunicadoras en otros ámbitos pueden encontrarse con dificultades en el aspecto sexual.

Parece que se tiene asumido que la primera vez (o las primeras veces) que estás con una persona por la que te sientes atraída tendrás dificultades para expresar tus sensaciones y deseos por miedo a la reacción del otro. Con todo, he encontrado a personas que afirman que el hecho de que la otra persona sea un completo desconocido facilita la desinhibición. Supongo que la clave se encuentra en la expectativa: si piensas que con esa persona hay la posibilidad de repetir o incluso de iniciar una relación, la responsabilidad de quedar bien es más importante que cuando crees que no la verás nunca más.

En la comunicación sexual toman mucha importancia los diferentes canales sensoriales, que nos proporcionan una diversificación comunicativa que nos ayuda a entender todo el proceso en conjunto. Así, los cinco sentidos nos permiten cinco maneras de comunicarnos:

- **La vista:** es tal vez el sentido más desarrollado en el sexo y siempre se comenta que es el preferido de los hombres, aunque con tantos *inputs* visuales que recibimos actualmente también está adquiriendo relevancia entre las mujeres. Mirando con detenimiento el cuerpo y los gestos de tu pareja tendrás información sobre el alcance de su placer, y eso a su vez provocará en ti un efecto estimulante. Igualmente, cuando el otro te observa puedes comunicarle si estás preparada para una aproximación más sexual y si te gusta o no el ritual sexual desplegado. Además, recuerda que la conexión visual facilita la intimidad, y por eso a muchas personas les gusta observar y ser observadas en el momento del orgasmo.

- **El oído:** dos orejas dan para comunicar mucho:
  - Sexo verbal: a muchas personas les gusta que les hablen suavemente durante las relaciones sexuales, con susurros que a veces anticipan las acciones que el otro le hará. A otras, en cambio, les excita escuchar palabras, frases o conversaciones con tono grosero —esto recibe el nombre de «hablar sucio» o *coprolalia*—. Y otras son más selectivas respecto a lo que quieren escuchar, como la protagonista de *Un pez llamado Wanda*, que se excitaba cuando sus parejas le hablaban en italiano o ruso. Está claro que el sexo verbal puede ser bidireccional: te gusta escuchar al otro y también provocarle con tus palabras.
  - Gemidos y gritos: también es una buena manera de comunicarle a la pareja que te gusta lo que te está haciendo, que estás en el camino de placer o llegando al orgasmo. El volumen lo marcas tú y el lugar donde te encuentres.
  - Música: se pueden incluir aquellas canciones o estilos musicales que nos predispongan a una aproximación sexual o que nos recuerden una determinada situación sexual agradable. De hecho, a menudo se utiliza para am-

bientar, y actualmente existen muchas listas con títulos tan sugerentes como «Canciones recomendadas para hacer el amor», «Las mejores canciones para tener buen sexo» o «69 canciones para echar un polvo».

- **El olfato:** es considerado a menudo como un sentido menor, porque opera en un nivel muy sutil, pero distintos estudios corroboran que buena parte de la atracción física está basada en el olfato. Cada persona tiene un olor único que el otro puede captar como agradable o no, y no se sabe muy bien por qué. Y aunque los científicos no se ponen de acuerdo en cuanto a la importancia de las feromonas en los humanos, está claro que determinados aromas facilitan el acercamiento sexual. De hecho, hay una gran industria perfumera que lo corrobora. Las fragancias actúan de modo parecido a la música, predisponiendo a un mejor encuentro sexual. Así que no te cortes a la hora de utilizarlas; eso sí, con mesura, porque tampoco es bueno enmascarar demasiado el propio olor corporal ni recargar el ambiente con determinados productos químicos.

- **El tacto:** si la piel es el órgano sensorial más extenso del cuerpo humano, se merecería que el sentido implicado también tuviese una relevancia similar, pero no es así. A menudo me encuentro a parejas que, pese a los años que llevan juntos, no saben comunicarse con la piel. Incluso para que aprendan a hacerlo, les tengo que secuestrar el sentido rey: la vista. Con los ojos tapados deben aprender a disfrutar dando y recibiendo caricias, besos, achuchones... y a la vez descubriendo las zonas erógenas propias y las de su pareja. La perfección táctil llega con el masaje erótico, que desbloquea todas esas zonas del cuerpo para volver a recuperar su capacidad sensitiva y de placer.

- **El gusto:** si en una conferencia les pregunto a los asistentes sobre escenas del cine que combinen este sentido y el sexo, la secuencia más recordada es la protagonizada por Kim Basinger y Mickey Rourke en la cocina, gozando entre gelatina, guindillas, fresas, leche, miel y champán... El gusto tiene también cierta importancia y a menudo se potencia con el olfato. De hecho, empresas de juguetes eróticos combinan determinados productos con olores apetitosos que son comestibles. Pero no hay como imitar a los protagonistas de la escena antes mencionada y recurrir a la nevera o a la despensa, aunque con la precaución de no utilizar determinados alimentos en la zona genital...

## La expresión de los deseos y rechazos
## (Esto me gusta y esto no me gusta)

«¿No crees que tu pareja lo tendría que saber?»

Lucía, 40 años

A menudo los problemas de comunicación relacionados con la sexualidad son sencillos e incluso anecdóticos, pero el verdadero problema es que no se habla de ello y se acaba por perjudicar la relación sexual y a la larga la relación de pareja. Esta dificultad para hablar de la sexualidad suele darse entre personas que provienen de familias o entornos en los que el sexo es todavía un tabú o algo considerado poco importante.

El déficit de comunicación sexual provoca que los miembros de la pareja se sientan tanto o más vulnerables, al requerir sexo o introducir cambios, que en la primera cita. Se supone que en una relación abierta hay aspectos que deberían ir rodados, y si no es así, acaban aflorando sentimientos de incomprensión y de alejamiento sexual y emocional.

## LA TELEPATÍA ERÓTICA O SEXUAL

> «Solo quería que él supiese qué necesitaba en cada momento y me lo facilitase, como por arte de magia.»
>
> EUGENIA, 48 años

Siento ser portadora de malas noticias, pero la transmisión de pensamiento entre dos personas, aunque se atraigan o sean pareja, no existe. Tal vez en alguna situación te hayas sentido muy conectada con algún amante e incluso hayas pensado que la conexión era mutua, seguramente porque fuisteis capaces de interpretar muy bien la comunicación no verbal o simplemente porque os gustaba lo mismo desde un principio.

Así que, aunque sea menos romántico y más terrenal, hay que utilizar el lenguaje verbal para comunicarnos también sobre la sexualidad. Es cierto que hay personas que comunican muy bien con las expresiones faciales y gestuales, y si coinciden con otra que lee bien esos mensajes se puede dar una conexión especial, pero eso no es tan común. Por lo tanto, en la mayoría de ocasiones resulta imprescindible olvidarnos de los tópicos del tipo «Él ya lo tendría que saber», «A menudo le envío mensajes indirectos» o «Se debería haber dado cuenta», porque solo crean malentendidos repetidos que pueden acabar en conflictos.

Me he encontrado incluso con situaciones paradójicas, como la de la mujer que quería que su pareja adivinase lo que quería, cuando ella tampoco lo tenía nada claro. Partimos de la base, pues, de que no puedes adivinar lo que el otro desea o necesita, ni el otro tampoco de ti.

## Esto me gusta

«Sé que da risa, pero a veces yo tampoco sé muy bien lo que quiero.»

RAMONA, 54 años

Si, como ya he comentado en el apartado anterior, no podemos presuponer lo que el otro necesita o le está pasando, ni tampoco que pueda adivinar lo que deseas, la única manera efectiva es comunicarse de forma clara y directa. Eso sí, con cierto cuidado para reducir las interferencias y los malentendidos.

Ahora bien, se impone una premisa importante: aclararte sobre lo que quieres, qué expectativas tienes, qué necesitas... No vale tener unas expectativas poco realistas ni demasiado generales. En el sexo, como en el resto de la vida, hay que concretar. No ayuda nada manifestar deseos del tipo «Quiero pasármelo bien» o quejas como «No está lo bastante pendiente de mí cuando hacemos sexo».

Soy consciente de que puede ser pesado detallar una lista de deseos, pero resulta imprescindible si quieres mejorar tu relación sexual. El hecho de destinar un tiempo a rumiar y a escribir sobre lo que deseas o necesitas es el paso previo para después poder comunicárselo correctamente al otro.

En este listado deberás incluir, entre otras cosas, qué necesitas antes de la relación sexual, qué ambiente erótico precisas, cómo quieres que tu pareja te estimule, cómo te apetece estimularle, cuál es tu frecuencia ideal, si hay que incluir algún juguete sexual o conducta concreta, si te planteas la posibilidad de incorporar a otra persona en vuestra relación sexual... Ya ves que todo ha de ser muy tangible. Especifica también qué estás dispuesta a hacer tú y qué le propones a tu pareja que haga para conseguir mejorar sexualmente.

## Haciendo un listado de deseos y necesidades sexuales

| Necesidades previas a la relación sexual | Ambientación erótica | Estimulación para ti | Estimulación a la pareja | Juguetes o conductas a incluir | Quién lo llevará a cabo | Frecuencia |
|---|---|---|---|---|---|---|
| | | | | | | |
| | | | | | | |
| | | | | | | |
| | | | | | | |

Si te ha salido una lista muy larga, intenta priorizar y comienza por lo que consideres más importante. Y no le sueltes toda la retahíla de deseos de golpe durante la relación sexual: sobre sexo hay que hablar antes o después de la relación sexual, nunca durante, porque corta mucho el rollo. Prepárate para el momento y hazlo en una situación tranquila en la que ambos podáis conversar. Evita distractores como la tele o el móvil, tanto por tu parte como por la suya.

Para iniciar la conversación puedes utilizar un recurso del tipo «He leído un artículo en internet o en una revista» e ir introduciendo las mejoras que has listado. Sobre todo, céntrate en las relaciones sexuales futuras y rehúye los comentarios o críticas de las relaciones sexuales que hayáis tenido hasta entonces.

También ten presente que será difícil poner en danza todas las sugerencias que propongas, pero recuerda que los pequeños cambios iniciales son los que facilitan cambios más importantes en el futuro.

## Esto no me gusta

«Más vale una vez colorada que ciento amarilla.»

Hay malestares que deben explicitarse cuanto antes, porque pueden deteriorar muy rápidamente la relación sexual, ocasionando anorexia sexual y degradando las muestras de afecto. Ante determinadas propuestas o conductas de la pareja, sea esta esporádica o estable, has de ser muy honesta contigo misma y no aceptarlas por compromiso o para no quedar mal. Como en otras situaciones vitales, también en el sexo tienes que aprender a decir no si no tienes muy claro que quieres poner en práctica alguna sugerencia que te haga tu pareja. Si la situación no te convence en absoluto, lo más adecuado es decir directamente que no y, aunque el otro insista, mantenerte en el no como si fueses un disco rayado. Si no lo tienes muy claro, pospón la práctica para otro día, explicándole que en ese preciso momento no te apetece mucho, que te lo pensarás y que tal vez la realizaréis en otro momento. Cuando te lo hayas pensado bien, si tienes dudas al respecto proponle hablar de ello y si, a pesar de sus explicaciones, sigues sin tenerlo del todo claro, un no a tiempo es mejor que sentirse mal después o incluso arrepentirse.

## Pactos y límites sexuales y emocionales

Si las relaciones sexuales y afectivas fuesen lógicas, habría que establecer desde el comienzo unas reglas de juego consensuadas para los dos. Sí, ya sé que suena muy frío y calculador y que, además, cuando la relación evoluciona, los términos del convenio pueden variar, pese a haberlos estipulado por adelantado.

Pero lo que pasa en la realidad, de manera habitual, es que se dan por establecidas unas normas muy generales, que a la larga dan pie a demasiadas interpretaciones individuales y que no son del todo compartidas por los dos miembros de la pareja.

## LAS RELACIONES MONÓGAMAS: FIDELIDAD SEXUAL Y FIDELIDAD EMOCIONAL

> «A lo mejor soy muy tradicional en esto, pero no concibo compartir mi pareja con nadie.»
>
> ANDREA, 25 años

La monogamia es, según el diccionario, «la unión de un solo hombre con una sola mujer». Como puedes comprobar, esta definición ya se ha quedado obsoleta, porque teniendo en cuenta que los homosexuales, hombres y mujeres, se pueden casar, habría que hacer algún cambio en la definición, del tipo «unión de una sola persona con otra».

Respecto a la fidelidad, una persona fiel es aquella «que no falta a aquello a que se ha comprometido con alguien»; así, la fidelidad en la pareja sería cumplir lo que se ha pactado con antelación, y estos pactos incluyen, en las relaciones monógamas, por regla general, la exclusividad emocional y también la sexual.

Pero, ¿qué entiendes tú por fidelidad? ¿Tu pareja o tus parejas han compartido el mismo parecer que tú al respecto? ¿Para ti tiene la misma importancia la fidelidad sexual que la fidelidad emocional? ¿Has hablado abiertamente con tu pareja o parejas sobre lo que significaba para ambos la monogamia y la exclusividad sexual y emocional?

Muchas preguntas, acaso demasiadas, pero esenciales para que sigas reflexionando acerca del tema. Algunas personas consideran el hecho de que su pareja se masturbe como una forma de infidelidad sexual; para otras, también lo es que chatee con otra persona con tono erótico. En cambio, están las que aceptan la infidelidad sexual ocasional, si bien no la emocional; es decir, no pasa nada por tener una aventura sexual esporádica, pero no soportarían una relación paralela de larga duración.

Recuerda que la sexualidad no es estática, sino un proceso, y lo que pensabas hace diez años puede haber variado en los últimos tres meses, y por lo tanto lo que creías sobre la monogamia y la fidelidad puede haber cambiado. De hecho, algunas personas se replantean estos dos términos después de alguna experiencia de infidelidad, propia o ajena, o de sucesivos fracasos en sus relaciones de pareja.

Hace unos años, participando en el programa matinal de Radio 4, llamó una mujer interesada en explicar su caso: le había propuesto a su pareja cambiar la relación monógama por un tipo de relación más abierta, porque ella se había enamorado de un compañero de trabajo y creía que no tenía por qué renunciar a ninguno de los dos. Durante un tiempo, esta mujer y yo mantuvimos una conversación por correo electrónico en la que me relataba las angustias de su pareja más que las suyas, porque ella tenía muy claro que quería continuar con el triángulo afectivo y sexual. Pero él tenía tantas dudas y sentía tanto malestar que, después de una temporada de aceptarlo, terminó pidiendo la separación.

Por el contrario, también me he encontrado a parejas que, después de meditarlo individualmente y cara a cara, han decidido dar el paso y cambiar las normas de su relación. Y si piensas en los problemas que pueden tener lugar, a menudo vienen dados porque uno de los dos no lo tiene muy claro y cede a la presión del otro, o bien porque el entorno más cercano no entienda el cambio. De hecho, muchas parejas lo mantienen casi en secreto para evitar tener que dar explicaciones a familiares y amistades.

## LAS RELACIONES ABIERTAS O SWINGERS

«Para mi marido, y también para mí, es una forma de avivar el deseo.»

SANDRA, 42 años

Aunque a veces se confunde con el poliamor, los expertos dicen que no es exactamente lo mismo. En la modalidad de pareja abierta o *swinging* (intercambio de parejas) existe una pareja principal que tiene una relación sentimental y sus dos miembros se permiten tener contacto sexual con otras personas, pero el tipo de relación establecida es de menor rango.

De hecho, he tenido en consulta alguna pareja «abierta» en crisis porque, después de mucho tiempo de practicar esta modalidad de relación sin ningún problema, uno de los dos se había enamorado de una de las personas con las que realizaban intercambios.

## LAS RELACIONES POLIAMOROSAS

«Reposar en el amor, el cuidado y el cariño de dos hombres estupendos, no creo que sea un delito.»

RAQUEL, 31 años

El poliamor consiste en amar a diferentes personas a la vez, de manera consensuada, consciente y ética. Las personas poliamorosas consideran que el amor no se ha de reducir a una sola persona ni ha de ser exclusivo. Se puede amar a más de una persona, y si quieres a alguien le deseas lo mejor, y eso incluye poder ampliar su vida sexual y sentimental. Se tienen que cumplir dos condiciones primordiales: debe existir amor entre las personas y la relación debe ser aceptada por parte de todas ellas.

Como te puedes imaginar, estas definiciones presuponen muchos y diferentes tipos de estructuras de las relaciones, y no vas equivocada: alguien puede tener dos amantes estables que no estén con nadie más; o dos amantes estables, pero uno como relación principal y el otro como más esporádico; o ser bisexual y tener amantes de dos géneros; o formar parte de un trío en que todos sean amantes de todos... Respecto a la convivencia, coexisten diferentes formas: personas poliamorosas que conviven con uno o varios amantes, otras que prefieren vivir en casas separadas, los que crían a los hijos comunes conjuntamente, etc.

Tiene un cierto punto de complicación, por lo que se incorporan reglas que, como te puedes imaginar, son de lo más variadas. Los conflictos provienen a menudo del incumplimiento de las reglas establecidas y de la aparición de los celos, por ejemplo.

Recuerdo a una pareja poliamorosa que acudió a terapia porque uno de los dos era incapaz de cumplir las normas que ambos consensuaban, pero la gota que colmó el vaso se produjo durante el posparto de ella, cuando habían decidido cerrar la pareja durante un tiempo porque ella no se sentía en igualdad de condiciones. Él infringió el pacto consensuado y ella se sintió traicionada e hizo aflorar los celos porque la amante escogida por él había sido una persona considerada «deshonesta» respecto a las relaciones poliamorosas por ellos dos hacía tiempo.

Por si te ha surgido la duda: el poliamor es diferente de la poligamia. En esta un hombre está casado con diferentes mujeres (poliginia) o una mujer con distintos hombres (poliandria). El poliamor no pone el énfasis en el matrimonio, y la posibilidad de tener varios amantes no se limita a uno del género ni a una sola persona dentro de la relación poliamorosa.

Ya ves que la experiencia sexual es cada vez más diversa y las relaciones sexuales y de pareja menos estandarizadas. Pero es fundamental experimentarlas siempre desde una decisión individual meditada y el consenso con la pareja.

---

## FAQs
### (Preguntas frecuentes a una sexóloga en los últimos 20 años)

**Creo que tengo los labios menores demasiado grandes, ¿se puede arreglar?**
Cada mujer tiene una vulva diferente y eso no tiene por qué ser un problema a la hora de tener relaciones sexuales ni un motivo para sentirse mal. De todas formas, si te preocupa consulta con tu ginecólogo o ginecóloga.

**¿Es lo mismo swinger que poliamor?**
No, las personas swingers se enfocan en el sexo recreativo, aunque también suelen desarrollar amistades y lazos más profundos. En el poliamor, el foco está en las relaciones.

**¿Los hombres son más infieles que las mujeres?**
No hay estudios rigurosos ni evidencia científica que permitan establecer que un género es más infiel que el otro. Las diferencias en fidelidad se pueden deber más a las presiones culturales que a una distinción real en las conductas sexuales. Los hombres con muchas parejas se suelen percibir como viriles, mientras que las mujeres en la misma situación son consideradas promiscuas. Por ahora, ni los genes ni el comportamiento aportan datos suficientes para responder a la pregunta, si es que tiene algún interés saberlo.

**Me corto mucho a la hora de hablar de sexo con mi pareja. ¿Cómo puedo superar esta vergüenza?**
Es habitual tener dificultades para expresarse en el ámbito sexual, pero piensa también que es muy importante. En primer lugar, haz una lista por escrito de todo lo que le quieras comentar, te ayudará a poner tus ideas en orden. Elige un momento tranquilo y empieza por hacerle saber que te cuesta mucho hablar de este tema pero que quieres superarlo, y comenta algunos de los aspectos que has listado. Ya verás como poco a poco lo vas logrando.

**Las personas poliamorosas, ¿son bisexuales o promiscuas?**
No, en absoluto. Dentro del poliamor hay personas de todos los géneros, identidades y orientaciones sexuales. El poliamor tampoco implica promiscuidad. El sexo puede ser una parte muy importante de las relaciones poliamorosas o no estar presente en absoluto. Practicar el poliamor implica estar abierto a tener más de una relación amorosa, no a tener muchas relaciones sexuales.

**Mi pareja me ha sido infiel y no sé si conseguiré perdonarle. ¿Se puede superar una infidelidad?**
La decepción es la emoción más frecuente vinculada a la infidelidad: saberte engañada seguro que te ha producido un cúmulo de sentimientos negativos hacia tu pareja que degradan la imagen que hasta el momento tenías de él, y restaurarla no siempre resulta fácil ni viable. Date tiempo para la reflexión, no es preciso que tomes decisiones rápidas, exige a tu pareja la máxima sinceridad y sé tú también sincera con él, eso sí, evitando los detalles sórdidos, que no es necesario que formen parte de la conversación ni tampoco de tu imaginación. La clave es el restablecimiento de la confianza por ambas partes,

partiendo de cero e intentando no mirar constantemente atrás. Hay parejas que lo consiguen, otras no, pero si crees que para ti es importante no dejes de intentarlo, aunque con unos plazos razonables y unos pactos que hay que cumplir.

**En el sexo, ¿hay que experimentarlo todo?**
No es necesario. Para tener claro lo que estás dispuesta a hacer en el sexo te puede ayudar «la regla de oro de la sexualidad», ideada por el sexólogo Antonio Bolinches:
1ª. Haz todo lo que quieras.
2ª. No hagas lo que no quieras.
3ª. Hazlo siempre desde un deseo previo.
4ª. Hazlo de acuerdo con tu propia escala de valores.

**He pensado en proponerle a mi pareja ir a un club de intercambio de parejas, pero no sé muy bien cómo funcionan. ¿Me puedes informar un poco?**
En el argot del ambiente liberal, se denominan *clubes swingers*. El swinging es una actividad social y de relación sexual en pareja con alguien distinto al propio marido, esposa, compañero o compañera, fuera del tradicional quedar con alguien en solitario. El encuentro puede tener lugar en una fiesta de swinging, en una cita entre parejas o con una tercera persona en una relación de trío. El swinger es una pareja que practica el sexo con otros, pero sin separarse, en el mismo espacio físico. En la mayoría de estos clubes las reglas son parecidas: la mayoría acuden en pareja, aunque dejan entrar a mujeres solas. La premisa más importante es el respeto entre personas, sin actitudes violentas ni ofensivas, y se da mucha importancia a la higiene. Antes de decidiros, es preciso que habléis muy sinceramente y sin presiones sobre el tema. Es vital que ninguno de los dos se sienta forzado por el otro, ni recurrir a chantajes

ni presiones de ningún tipo; debe ser un acto voluntario y que realmente apetezca a los dos. Si no, puede abrir fisuras en la pareja que tendrán difícil solución. Lo ideal sería que primero fueseis a un local swinger solo a ver el ambiente y observar qué os puede ofrecer y qué os puede apetecer hacer allí, pero sin participar en nada. Después, si os animáis, volved otro día, pero con pactos muy concretos sobre cómo os comportaréis allí los dos.

**Si no gimes fuerte, ¿significa que el orgasmo no es suficientemente intenso y satisfactorio?**
La intensidad de los gemidos durante la relación sexual no está relacionada con la satisfacción que una persona pueda sentir, aunque hay personas a las que gemir u oír los gritos de su pareja les provoca más excitación.

**Me gustaría que mi pareja me dijese obscenidades cuando hacemos sexo. ¿Soy una pervertida?**
No eres una pervertida, simplemente te gusta traspasar un poco la raya «políticamente correcta».

# 7

## ¡Cuídate, reina!

Perdonad que sea un poco brusca: ¡los afrodisíacos no existen!

Quiero decir que pueden ser útiles para hacer volar la imaginación, eso sí, pero no tienen ningún tipo de superpoder que produzca, como por arte de magia, una mejora de la sexualidad. Son normalmente alimentos que denotan, por su forma, alguna parte de nuestro cuerpo: el plátano, las fresas, las ostras... Para jugar (cosa importante) son formidables, pero no son la poción de Astérix.

La clave para mejorar nuestros polvos es la misma que aplicó Luis, el policía del capítulo 6: la actividad física. Y claro, casi no hace falta decirlo, acompañado todo de una alimentación sana y equilibrada.

Y os diré otra cosa: es obvio que, si la sexualidad tiene en buena parte una dimensión física, qué mejor que ir bien entrenados, ¿no? Además, tal como decíamos unas páginas atrás, el deporte provoca un reequilibrio emocional, porque te hacer sentir bien.

Sobre los beneficios del deporte, tengo un montón de casos en la memoria, pero hay uno que lo llamo «El caso del tenis» y que protagoniza Elsa, una enfermera de 45 años que en su juventud llegó a ganar algún que otro campeonato de Cataluña con su raqueta. Actualmente es madre de tres niñas de 8, 10 y 13 años.

De hecho, ella misma me explicó que de muy pequeña (a los 4 o 5 años) ya se entrenaba a diario en las pistas de tierra de un club de su pueblo, y como aquello se le daba la mar de bien siguió y siguió: «No me planteé una carrera superprofesional, pero el tenis era uno de mis fuertes», dice. «Pero Carme, una cosa que siempre me ha llamado la atención es que, en el club, en las categorías que van de los 4 a los 30 años, hay paridad entre hombres y mujeres, pero después de esa edad las mujeres desaparecen y no vuelve a haber paridad hasta las categorías de los veteranos, hacia los 45 años».

Lo que me estaba explicando Elsa es algo muy común, lamentablemente. Por desgracia lo he comprobado con otros pacientes. La cuestión es que muchas mujeres, cuando llegamos a la edad de la maternidad, dejamos de hacer deporte (o dejamos cualquier entretenimiento) para convertirnos en personas que hacen algo de lo cual ya hemos hablado, la triple jornada: de trabajadora, ama de casa y madre. Y aquí, según cómo, aparte de haber un problema claramente social y de género, también puede producirse un problema sexual, especialmente para la gente que pierde mucho la forma física.

Cuando Elsa me vino a ver a la consulta para mejorar su sexualidad, entre otras cosas le «receté» rápidamente reengancharse al tenis, porque, como diría un árbitro de la Copa Davis, estaba «¡out!».

Unos meses más tarde ya se entrenaba con regularidad, había perdido los quilitos de más y se había inscrito en un campeonato de veteranas. Y lo más importante: su sexualidad volvió al buen nivel de la década anterior tan pronto como empezó a hacer ejercicio. Había vuelto a su talentoso juego, set y partido.

## La definición oficial

Según la definición de la Organización Mundial de la Salud (OMS), «la salud sexual es un estado de bienestar físico, mental y social en relación con la sexualidad. Requiere un enfoque positivo y respetuoso de la sexualidad y de las relaciones sexuales, así como la posibilidad de tener experiencias sexuales placenteras y seguras, libres de toda coacción, discriminación y violencia». Por lo tanto, incluye aspectos orgánicos, psicológicos y también de relación y de ámbito social.

Aunque en la sociedad en general hay cada vez menos reparos en hablar sobre sexo, todavía no son muchos los profesionales de la medicina, la psicología y otras disciplinas que incorporan preguntas o recomendaciones sobre sexualidad en sus consultas de manera rutinaria.

Poco a poco la figura del especialista en sexología se ha ido incorporando a nuestras vidas a través de la televisión, la radio, los medios de comunicación escritos e internet, pero la mayoría de las personas no tienen muy claro cuándo precisan de sus servicios. En este capítulo me centraré en explicarte a qué se dedica una persona que se ha especializado en sexología y en cuidar de tu salud sexual.

## La salud sexofísica

En este apartado incluiré todo lo que hace referencia a la higiene, la prevención de infecciones, las autoexploraciones, los ejercicios de suelo pélvico y, de modo más general, los hábitos de vida saludables.

«EL JABÓN LAGARTO LO CURA TODO»
Todavía recuerdo a aquella mujer que se sentó con dificultades en la consulta del Centro de Planificación Familiar de Manresa y, ante mi pregunta de si tenía algún problema, me respondió: «Nada que el jabón Lagarto no cure, porque como decía mi madre, "el jabón Lagarto lo cura todo"».

Como te puedes imaginar, no pude disimular una cara de espanto y no sabía si reír o llorar ante la sentencia sobre un tipo de jabón que a mí, hace más de veinte años, ya me parecía de una época muy lejana. Esta mujer había sido un poco radical a la hora de limpiarse los genitales: tenía la vulva interna muy irritada por la utilización de un jabón inadecuado para aliviar unos picores sin importancia.

La higiene de los genitales es básica para una buena salud sexual, pero sin excesos. Hay que limpiarse diariamente la parte externa de los genitales con un jabón neutro, poniendo interés en los pliegues de los labios mayores y menores, pero nunca la vagina por dentro. La vagina se limpia sola con secreciones que acaban en la ropa interior. Este flujo vaginal varía a lo largo del ciclo menstrual y puede volverse amarillo al estar en contacto con las braguitas. Y olvídate de los lavados vaginales, excepto que sean por prescripción médica.

Otra zona a tener en cuenta es la del ano: después de las deposiciones límpiate con papel, toallitas o agua, siempre de delante hacia atrás.

Tampoco te obsesiones con el olor de los genitales: con las normas de higiene que estoy detallando es suficiente, y tu vulva olerá a vulva porque no es bueno camuflar tu olor íntimo natural con desodorantes ni con jabones perfumados. Tampoco utilices a menudo salvaslips ni ropa interior sintética, porque impiden la transpiración, retienen la humedad y favorecen la proliferación de bacterias y gérmenes. El tejido más adecuado para estar en contacto con tus genitales es el algodón. Es normal que las braguitas se manchen, es su finalidad y es preferible que las renueves a menudo a lavarlas con lejía o detergentes agresivos.

La ropa muy ajustada tampoco es muy adecuada, porque puede provocar pequeñas lesiones en la zona de la vulva y evita una transpiración correcta... ¡o incluso da pequeños sustos en un examen de latín! En casa acostúmbrate a ir con vestido o bata y sin braguitas, para favorecer la ventilación natural de tus genitales.

Como dice el chiste, «el cuarto de jugar está muy cerca del lavabo» y, en especial en las mujeres, una uretra corta y con el orificio muy cerca de la vagina favorece las cistitis o infecciones de orina. Para prevenirlas, además de beber mucha agua y no aguantarte el pipí, acostúmbrate a orinar antes, pero sobre todo después, de las relaciones sexuales, y es obligatorio cambiar el condón si después de practicar sexo anal quieres realizar el coito vaginal.

A partir de la menopausia, pero también en el posparto o si utilizas anticoncepción hormonal, pide consejo a un profesional de la salud de confianza sobre la posibilidad de aplicarte hidratantes vaginales para recuperar la flexibilidad y la elasticidad de la mucosa vaginal.

Y, para terminar, ante cualquier alteración en el color u olor de tu flujo vaginal, picor o malestar en la zona genital, consulta con tu médico de familia, ginecólogo/a o farmacéutico de confianza.

## Más vale prevenir que curar

A menudo, con pequeños gestos que no suponen mucho esfuerzo podemos mantener una buena salud sexual, y uno de ellos es, sin duda, la autoexploración de las mamas y los genitales. Algunas mujeres me han explicado que les provoca ansiedad el hecho de practicarse ellas mismas la palpación de las mamas y de la parte interna de la vulva. Pero el miedo o la angustia van desapareciendo a medida que adquieres experiencia. Acabas conociendo tan bien esta zona de tu cuerpo que cualquier alteración, por pequeña que sea, es rápidamente percibida por tus dedos o tus ojos, y después será tu ginecólogo o ginecóloga el que determine si era una falsa alarma (la mayoría de las veces será así) o hay que practicar alguna prueba de radiodiagnóstico para tener más información al respecto.

### Autoexploración de las mamas

El momento más adecuado es justo después de la menstruación, porque es cuando el pecho se encuentra en reposo hormonal.

1. Ponte frente a un espejo y observa detenidamente la forma de tus pechos con los brazos caídos, con las manos apoyadas en las caderas y después levantando los brazos y con las manos detrás de la cabeza.

2. Estírate en la cama. Con la mano izquierda detrás de la cabeza y la palma de la mano derecha bien plana, explora todo el pecho izquierdo en el sentido de las agujas del reloj. No te descuides la axila y la aréola y aprieta suavemente el pezón para observar si produce alguna secreción.
En internet encontrarás vídeos explicativos. Te recomiendo «Cómo autoexplorarte las mamas», en tres pasos, de *La Vanguardia*: http://dom.cat/16hd.

No te cortes en absoluto a la hora de consultar con un profesional porque crees que te has notado algo extraño en el pecho o en los genitales. Aún recuerdo de muy jovencita que llamé alarmada a la ginecóloga del centro de planificación familiar porque me había encontrado un bulto en el pecho izquierdo. Al cabo de unos días me atendió y después de hacerme la palpación resulta que estaba tocando una costilla, que tenía un poco pronunciada. Mi reacción fue la de pedir disculpas, pero la ginecóloga me dijo que nada de eso, que había hecho lo adecuado en este caso, y que a partir de aquel momento tendría en cuenta que tenía una «costilla peculiar» cuando me hiciese la autoexploración mensual.

## *Autoexploración de los genitales*

Te ayudarás de un espejo de los que seguramente utilizas para maquillarte.

1. Medio incorporada en la cama, con la ayuda de almohadas, o en cuclillas, empieza palpando tu monte de Venus.
2. Separa los labios mayores y observa también los menores, la entrada de la vagina y el clítoris.
3. Palpa toda tu anatomía sexual con cuidado y suavemente, y si descubres algún pequeño bulto u otra anomalía, ya lo sabes, consulta con tu ginecólogo o ginecóloga.

### EL SR. PAPANICOLAU, UN BUEN AMIGO

Si hay dos médicos cuyos nombres debemos memorizar las mujeres, aunque sean un poco raros, son Ignác Semmelweis y George Papanicolau. Semmelweis introdujo el lavado de manos durante los partos a mediados del siglo XIX, lo que redujo de manera drástica las muertes por fiebre puerperal entre las mujeres que parían. Papanicolau desarrolló, a comienzos del siglo XX, la prueba de detección temprana del cáncer de cuello uterino, que sigue siendo el examen más importante que se realiza en la revisión ginecológica periódica. Es un método sencillo y económico para detectar alteraciones de las células del cérvix antes de que se conviertan en malignas y ocasionen un cáncer.

Es cierto que la prueba de Papanicolau, o citología, es incómoda, y que la postura para poder recoger la muestra de las células del cuello del útero y el aparato para ayudarse, el espéculo, te hacen sentir un poco indefensa; pero son unos minutos anuales bien invertidos. Aprovecha esta visita periódica a tu ginecólogo o ginecóloga para consultarle dudas sobre tu sexualidad, métodos anticonceptivos y salud femenina en general.

### Las ITS son un problema a todas las edades

Como las costumbres sexuales han cambiado mucho, esto de la prevención de las infecciones sexuales no es solo cosa de gente joven, aunque la mayoría de las campañas preventivas vayan dirigidas a este segmento de la población.

Parece muy tópico, pero empieza a ser demasiado habitual recibir la llamada de una amiga, con voz angustiada, que te suelta:

—¿Sabes qué me ha pasado, a mi edad? Pues que he pillado una enfermedad de transmisión sexual.

Afortunadamente, en la mayoría de los casos, y con la medicación adecuada, no pasa de ser un susto y una forma de mentalizarse de que el condón se ha de utilizar sí o sí. Pero en alguno de estos encuentros alguna de ellas se ha quedado, por desgracia, con un herpes genital de por vida.

No te haré un listado exhaustivo de las infecciones de transmisión sexual porque seguramente ya conoces las más importantes, ni tampoco quiero ser alarmista, pero sí aconsejarte que, tengas la edad que tengas, si inicias relaciones sexuales con cualquier persona, protégete como mínimo con un condón, masculino o femenino. Y ante cualquier indicio de infección genital (mal olor, picores o malestar en la vulva, secreciones de colores anormales, etc.) consulta a tu médico de referencia.

ACTIVANDO EL PC (Y NO ES EL *PERSONAL COMPUTER*)

Debemos incluir a otro médico en nuestra lista de ilustres, el Sr. Arnold Kegel, un ginecólogo americano que en la década de los 40 ideó unas rutinas para fortalecer el músculo pubococcígeo (PC) y mejorar así la incontinencia urinaria de sus pacientes.

El músculo pubococcígeo, conjuntamente con el puborrectal, el pubovaginal y otros ligamentos, conforma el suelo pélvico y son los responsables de sostener correctamente los órganos pelvianos: vejiga y uretra, útero y vagina, y recto.

Se podría decir que los «ejercicios de Kegel» tienen una vertiente ludicosexual y otra de salud genitourinaria. Es decir, con su tonificación puedes mejorar el placer en tus relaciones sexuales y las de tu pareja, porque aumentan la lubricación vaginal y las sensaciones orgásmicas de los dos. Contraer el músculo PC durante la respuesta sexual te facilitará llegar al clímax y podrás tener orgasmos más intensos y, si te apetece, orgasmos secuenciales. También favorece la intensificación de las sensaciones durante la penetración vaginal para ti y tu pareja.

Los ejercicios de Kegel son imprescindibles después del parto para tonificar todo el suelo pélvico y muy recomendables a partir de la menopausia para seguir controlando la vejiga urinaria y, si la incontinencia aparece, para mejorarla.

Para intensificar los ejercicios puedes ayudarte de diferentes dispositivos: bolas chinas, conos y pesas vaginales. Si tienes dudas en cuanto a su utilización, consulta a un profesional de la salud de confianza.

En el caso de que te hayan diagnosticado una patología de suelo pélvico, tu ginecólogo o ginecóloga te prescribirá las rutinas de ejercicios e incluso los dispositivos más adecuados en tu caso.

## Los ejercicios de Kegel*

Estos sencillos ejercicios aumentan el control muscular y la posibilidad de realizar contracciones voluntarias de la vagina. El primer paso para poder empezar a realizar los ejercicios de Kegel es la identificación de los músculos, porque son internos y por lo tanto cuesta un poco hacerse a la idea de dónde están. Una manera sencilla: cuando comiences a orinar, contrae y corta la salida de la orina. Quédate con la sensación. Vuelve a soltar la orina y de nuevo corta la salida e identifica así los músculos que participan (solo hay que hacerlo para identificarlos, porque si se hace regularmente puede provocar infecciones de orina). Estos son los músculos que ejercitarás a partir de ahora de manera consciente (comprueba que no te ayudas de los abdominales, los muslos o los glúteos).

A partir de la identificación ya podrás comenzar a realizar esta «gimnasia pelviana» en cualquier lugar y a cualquier hora (mientras esperas el bus, miras la TV...) porque como son unos músculos internos solo tú sabes que estás haciendo los ejercicios de Kegel...

Lo deseable sería dedicarles unos cinco minutos diarios (aproximadamente unas 100 contracciones cada día). Estas series se han de combinar: rápidas (contrae y relaja rápidamente), lentas (contrae suave y lentamente, como tirando hacia arriba la vagina, aguanta la contracción respirando suavemente y después suelta) y en forma de ascensor (contrae la vagina progresivamente, como si fueses subiendo las plantas en un ascensor, parando en cada planta y combinándolo con una respiración suave).

Para comprobar las mejoras, introdúcete un dedo en la vagina y realiza una contracción voluntaria y te darás cuenta de cómo la vagina presiona sobre los dedos; por lo tanto, has conseguido controlarla.

En poco tiempo, si practicas los ejercicios de forma regular, notarás una mejora sustancial en tus relaciones sexuales.

(*) Recuerda que, si tienes alguna patología del suelo pélvico, es tu ginecólogo o ginecóloga quien te prescribirá los ejercicios que has de realizar.

## Las bolas chinas*

De manera errónea están consideradas un juguete sexual para mujeres, cuando son más bien un aparato que ayuda a fortalecer la musculatura pelviana. Para iniciarte en su utilización lo mejor es hacerlo con las de una sola bola para que el ejercicio con el suelo pélvico sea progresivo. A medida que las vayas utilizando, escoge las de una bola con más peso o las de dos bolas. Hay que tener en cuenta que su función es de «pesa» y que, como cualquier otro tipo de ejercicio físico, debe ser gradual. Son más recomendables las de silicona o elastomed, y que el hilo que las une y el de extracción sean también de estos mismos materiales, para evitar infecciones y alergias.

Cada vez que las vayas a utilizar lávalas primero con jabón neutro... Coloca un poco de lubrificante en la primera o única bola e introdúcetela dentro de la vagina por detrás del músculo. Es la misma acción que colocarse un tampón.

Para ejercitar los músculos es preciso que estés de pie; por el efecto de la gravedad, las bolas tenderán a caer y de manera involuntaria contraerás el músculo pelviano y así ya lo estarás ejercitando. Se recomienda comenzar a utilizarlas durante 10 minutos e ir aumentando progresivamente el tiempo hasta un máximo de 20 minutos. Durante este tiempo de ejercicio siempre tienes que estar en pie o andando y puedes llevar a cabo alguna otra acción: ir a hacer algún recado cerca, realizar alguna tarea doméstica o llevar a cabo la higiene personal... Una vez pasado el tiempo, se tira del hilo de extracción y se vuelven a lavar hasta la siguiente práctica.

Recomendaciones finales: al principio el ejercicio tendría que ser diario y, pasados unos meses, después de haber aumentado el tiempo y el peso de las bolas, podemos pasar a practicarlo tres veces a la semana.

Para más información, puedes visionar este vídeo de *La Vanguardia* titulado «Cómo colocarse las bolas chinas en tres pasos»: http:dom.cat/16sy.

(*) Recuerda que, si tienes alguna patología del suelo pélvico, es tu ginecólogo o ginecóloga quien te indicará el dispositivo que has de utilizar.

UNAS NOCIONES SOBRE LOS HÁBITOS DE VIDA SALUDABLES

Cuando me preguntan qué hay que hacer para tener una buena sexualidad siempre intento incluir los «hábitos de vida saludables», porque creo que son esenciales. Si no estamos durmiendo bien o tenemos algún déficit alimentario, o estamos tomando (o abusando de) alguna droga o medicamento, eso afectará sin ninguna duda, a la corta o a la larga, a nuestra vida sexual.

Me parece que ya sabes qué hábitos son saludables; otra cosa bien distinta es que los practiquemos frecuentemente: llevar una dieta variada y equilibrada, hacer ejercicio físico de manera moderada, dormir un mínimo de siete horas y no abusar de drogas (incluidos el tabaco y el alcohol) ni medicamentos, tener un buen equilibrio mental, manteniendo a raya el estrés, y llevar una vida social activa, entre otros. No somos perfectas y, como se suele decir, «el que no cojea, renquea», pero eso no significa que no debamos intentar, dentro de nuestras posibilidades, cuidarnos lo mejor posible para disfrutar al máximo de una buena sexualidad.

BELLAS DURMIENTES

Todos los aspectos de salud son igualmente importantes, pero, como ya he indicado en otros capítulos, el hecho de que muchas mujeres desarrollen de manera continuada hasta tres jornadas laborales hace que un buen descanso y una buena calidad del sueño todavía sean más relevantes. Además, recientes estudios concluyen, incluso, que las mujeres necesitan dormir algo más que los hombres.

Los niveles hormonales y las diferentes funciones metabólicas que regulan se van modificando o alterando por nuestras actividades diarias y deben volver a su estado basal durante el descanso nocturno. Si no dormimos bien las horas necesarias, los niveles de algunas de estas hormonas (por ejemplo, las implicadas en la respuesta al estrés o en la respuesta al placer) permanecen inalterados, incidiendo directa o indirectamente en nuestras funciones corporales, entre ellas la respuesta sexual: la testosterona disminuye y también se altera el equilibrio entre estrógenos y progesterona, repercutiendo en la función sexual y asimismo en el deseo sexual.

La cronificación de la mala calidad de nuestro sueño acaba incidiendo así mismo desde el punto de vista muscular, produciendo cambios que podrían relacionarse con alteraciones de la lubricación en la mujer y en el estado de ánimo general, aumentando los sentimientos de hostilidad, ira y depresión.

Así que resulta necesario ser bellas durmientes, pero no para esperar al príncipe azul que nos despierte, sino para despertar con ganas de buscarlo nosotras.

## La salud sexoemocional

Para la salud sexual, tan importante como tener una buena salud física es no descuidar la salud emocional. Fomentar los dos aspectos nos hará más felices sexualmente.

## El valor de la sexualidad

Una de las preguntas que siempre formulo a mis pacientes en la primera consulta es: «En tu escala de valores, ¿dónde colocas la sexualidad?». La mayoría de las personas se quedan pensativas un rato, porque es la primera vez que piensan la respuesta.

Ponemos en valor lo que es importante y, por lo tanto, si la sexualidad para ti se encuentra entre tus prioridades, la tendrás a menudo en el pensamiento e intentarás mejorar este aspecto vital. Si, en cambio, la sexualidad no se halla en la parte superior del ranking de los aspectos personales más valorados por ti, seguramente siempre encontrarás cualquier cosa que hacer antes que tener relaciones sexuales.

También es cierto que la importancia puede variar, dependiendo del ciclo vital en que te encuentres. No es lo mismo el valor que puedes dar a tu sexualidad en los inicios de una relación afectiva de pareja que cuando acabas de parir a tu segundo hijo y te reincorporas al mundo laboral. Seguramente, en esta última situación no es que la sexualidad haya bajado en la jerarquía, sino que hay aspectos más urgentes que requieren la atención de la persona. Reconocerlo y aceptar estos cambios es importante para que más adelante la sexualidad retorne al lugar que le corresponde.

## Autoestima sexual

Tener una buena autoestima sexual es la capacidad de sentirse capaz de disfrutar y expresar los sentimientos y emociones sexuales y afectivas sin hacerse daño ni culparse. El desarrollo de una autoestima sexual positiva permite tener el convencimiento de merecer la felicidad y aumenta la capacidad de tratar a las parejas con respeto, favoreciendo las relaciones afectivas enriquecedoras y evitando las destructivas.

En consulta me encuentro con mujeres insatisfechas sexualmente a las que les parece que no merecen disfrutar de su sexualidad. Unas porque tienen una percepción muy distorsionada de su imagen corporal y otras porque creen que no son merecedoras de que alguien las quiera y las trate con respeto.

Aunque parezca mentira, ser guapa no significa ser capaz de seducir ni ser sexy. La mayoría de las veces son las mujeres más seguras de sí mismas y con una dosis de buen humor las que tienen más probabilidades de seducir a la persona que les interesa. Todavía recuerdo a una paciente bailarina, muy bonita, que me confesó grandes celos hacia sus dos amigas, que tenían más éxito que ella con los chicos, a pesar de no ser tan atractivas físicamente. Cuando le hice describir cómo actuaban sus amigas y cómo lo hacía ella cuando conocían a chicos, entendió que con el atractivo físico no basta, si no va acompañado de una seguridad en sí misma y de la finalidad de pasarlo bien.

Una problemática que también me encuentro a menudo en consulta es la de mujeres que no se dan la oportunidad de ser felices o que creen que nadie las puede querer tal y como son. Detrás encuentro historias de maltratos físicos o emocionales en la infancia o en la adolescencia, la vivencia de unas relaciones parentales faltas de amor y basadas en el pragmatismo o una idea muy equivocada de lo que son las relaciones afectivas, fruto de estereotipos fomentados por determinados cuentos infantiles, películas y novelas. Hay que añadir que muchos de estos *inputs* que nos da la sociedad sobre la sexualidad y la afectividad facilitan que la mujer adopte una actitud pasiva y de resignación respecto a su afectividad y su sexualidad, esperando a un príncipe azul a quien gustar y que sea él el que les resuelva la papeleta en lugar de pasar a la acción por sí mismas. Hay que decir que esta sociedad sexista todavía se las apaña para penalizar a las mujeres que toman las riendas de su vida, si bien muchas, si se lo proponen, lo pueden conseguir.

Todas las personas tenemos un potencial atractivo físico y emocional que conviene saber aprovechar y que podemos mejorar; a veces basta con cambiarse las gafas con que nos vemos a nosotras mismas.

> ### Fomentando la autoestima sexual
>
> - Piensa en cinco aspectos que valores de ti como amante y como pareja afectiva.
> - ¿Qué cualidades buscas en tus parejas sexuales? ¿Y en tus parejas afectivas?
> - Enumera cinco aspectos físicos y cinco emocionales que te gusten de ti especialmente.
> - ¿Qué sueles hacer para potenciar tu capacidad de seducción?

La inteligencia sexual

Algunos investigadores y divulgadores han acuñado esta nueva expresión para describir la capacidad de expresarse libremente en nuestro ámbito sexual, buscando la satisfacción sexual a partir de una relación de confianza con la pareja y desde un profundo conocimiento sexual.

Estos son los pasos a seguir para ser más inteligentes sexualmente:

- **Líbrate de los estereotipos sexuales:** aunque tenemos mucha información sexual a nuestro alcance, gracias en buena parte a las tecnologías, se siguen transmitiendo determinados estereotipos sexistas que continúan incidiendo en nuestro comportamiento y preferencias sexuales. Asumimos de forma acrítica muchos mitos, creencias y condicionamientos culturales que nos ocasionan inhibiciones y malestares sexuales. Trabajar para descubrir las propias barreras psicológicas y eliminarlas o minimizarlas sería uno de los primeros pasos a dar.

- **Consigue un autoconocimiento sexual:** saber qué te gusta, qué te excita y qué deseas, sin prejuicios. Aprovecha para explorarte, jugar con tu cuerpo y fantasear sin pudores.
- **Ábrete al otro:** si tienes pareja, explícale tus deseos, fantasías y expectativas sexuales, pero también tus miedos y angustias respecto a la sexualidad. Como ya he señalado en otro capítulo, la comunicación sexual es fundamental para gozar de una sexualidad más placentera.

### Mindfulness sexual

La plena atención durante la relación sexual es fundamental a la hora de disfrutar. Una queja muy habitual de muchas mujeres es que les cuesta mucho alejar sus pensamientos cotidianos y centrar la atención en el placer sexual. Pensar en la lista de la compra o en el correo electrónico que debes enviar al compañero de trabajo mientras tu pareja se esfuerza en practicarte sexo oral no facilita las cosas. Como puedes comprobar, tenemos la capacidad de realizar diferentes tareas a la vez, pero a menudo no es positivo, pues alguna de ellas no la haces con el interés que requiere.

Si hemos partido de la base de que la sexualidad es un juego, resulta que los juegos necesitan concentración. Y ahora viene la buena noticia: centrar el cuerpo y la mente solo en el juego sexual se puede entrenar. Tienes que intentar encarrilar tus pensamientos y tus sensaciones durante la relación sexual, en solitario o en pareja, sin distraerte con lo que has hecho o lo que harás al cabo de una hora o al día siguiente. Nada es más importante en este momento que pasarlo bien, sin quererlo controlar todo y solo sintiendo lo que percibe tu cuerpo. No te fuerces a describir lo que te pasa, solo siente lo que te está pasando con los cinco sentidos.

## «*Oommmmm...*» *Practicando la plena atención sexual en solitario*

Estírate en un sitio tranquilo. Puedes acompañarte de música, velas o cualquier otra ambientación que te guste. Flexiona las piernas y ayúdate de almohadas en la zona lumbar y dorsal para incorporarte un poco y estar más cómoda. Empieza por respirar de forma pausada y nota cómo entra y sale aire de tus pulmones. Toma conciencia de tu vagina y adapta tu respiración a su movimiento voluntario: cuando inhales cierra la vagina y cuando exhales ábrela (te será más sencillo si antes has practicado los ejercicios de Kegel). Nota la conexión entre tu mente, tu respiración y tu vagina. Haz movimientos suaves y rítmicos levantando la pelvis y acompasando la respiración y el movimiento voluntario de la vagina. Disfruta de este momento de sensaciones íntimas e intransferibles.

Si te apetece, puedes continuar acariciándote zonas del cuerpo que creas que te darán placer y estimulándote el clítoris y la vagina con el dedo o un vibrador.

Tal vez al principio te cueste integrarlo todo, pero recuerda que es un entrenamiento y que, a medida que vayas practicando, ganarás en concentración y sensaciones. Cuando estés en pareja, adapta esta práctica para ser más consciente desde la perspectiva de los distintos sentidos y conectar tu mente con el resto de tu cuerpo.

# FAQs
## (Preguntas frecuentes hechas a una sexóloga en los últimos 20 años)

**¿El alcohol ayuda a relajarse en las relaciones sexuales?**
El alcohol es un depresor del sistema nervioso central y, por lo tanto, en bajas dosis, provoca una cierta sensación de desinhibición que puede favorecer la práctica sexual. Ahora bien, si una persona necesita una sustancia para poder sentirse cómoda en las relaciones sexuales es que algo está fallando en su vivencia del hecho sexual.

**¿Por qué los genitales huelen mal?**
Los genitales huelen porque es parte de su función. Pero he escrito *huelen*, no *huelen mal*. Si se tiene una higiene correcta, con agua y jabón neutro, y el cambio de ropa interior es diario, los genitales no olerán mal. Si notas un olor muy fuerte acompañado de más cantidad de flujo vaginal, o de cambios en su color, consulta con el médico.

**¿Cuáles son los alimentos más afrodisíacos?**
Los alimentos afrodisíacos no existen. Son generalmente producto de la sugestión porque son alimentos extraños o caros, o bien tienen la forma de órganos sexuales masculinos o femeninos. Lo mejor para disfrutar de una sexualidad saludable es comer de manera equilibrada y no consumir (o moderar el consumo de) sustancias susceptibles de provocar abuso o adicción, como el alcohol, el tabaco y otras drogas.

**La copa menstrual, ¿es higiénica? ¿Es mejor que utilizar tampones o compresas?**
Es una buena alternativa ecológica a los tampones y compre-

sas. Es un recipiente de silicona médica que se introduce en el interior de la vagina de la misma manera que un tampón durante los días de la regla y que recoge el flujo menstrual. Se utiliza de día y de noche y es recomendable extraerla y vaciarla como máximo cada 12 horas, aunque depende de la cantidad de regla de cada mujer. Al acabar la menstruación se lava con jabón neutro y se guarda hasta el próximo mes.

**El preservativo, ¿disminuye la sensibilidad en la relación sexual?**
En la actualidad los preservativos son tan delgados (de un grosor de entre 0,060 mm y 0,045 mm) que es más un problema psicológico o de rechazo al método en sí que de sensibilidad. Un poco de lubricante con base de agua en la punta del glande antes de colocar el preservativo mejora la sensación.

**Creo que mi pareja tiene el pene muy grande. ¿En los preservativos hay tallas?**
Sí. Hay marcas de preservativos que tienen hasta 7 tallas diferentes, teniendo en cuenta no solo la longitud sino también el grosor del pene.

**He leído por internet que practicando sexo oral también se puede contagiar el sida. ¿Es verdad?**
Hasta hoy, las evidencias científicas no son del todo concluyentes respecto a la transmisión del VIH con prácticas bucogenitales. Algunos factores, como la eyaculación dentro de la boca o la presencia de heridas abiertas en la misma, se muestran como factores directos de transmisión del VIH, pero en las prácticas en que no haya heridas abiertas ni eyaculación intrabucal es mucho menos frecuente la transmisión. Lo ideal sería utilizar también preservativo o

barreras dentales en las prácticas de sexo oral (felación y cunnilingus).

**Tengo una amiga que cree que se ha quedado embarazada y no sabemos qué ha de hacer si quiere abortar. ¿Me podéis ayudar?**
La actual ley del aborto combina un plazo de libre voluntad de la mujer gestante con supuestos concretos. Si es mayor de edad puede dirigirse a cualquiera de las clínicas acreditadas para la interrupción del embarazo (http://www.acaive.com) de manera libre hasta la semana 14 de gestación (para saber la semana en que se encuentra debe contar desde el primer día de la última regla hasta ahora). Si es menor de edad, la ley actual exige que debe tener el consentimiento de los padres o de los tutores legales para poder abortar.

**¿Cuándo hay que comenzar a ir al ginecólogo?**
La primera visita al ginecólogo o ginecóloga la deberías hacer cuando empieces a tener relaciones sexuales, pero también si tienes algún problema relacionado con tus órganos sexuales o tienes dudas o preguntas. Aunque no hayas tenido relaciones sexuales y no tengas ningún problema también es adecuado hacerte la revisión a partir de los 18-20 años.

**Tengo 47 años y la regla ya me comienza a hacer el tonto. ¿Comenzaré pronto a tener otros síntomas, como sofocos, engordar y estar de mal humor?**
No todas las mujeres tienen los mismos síntomas ni con la misma intensidad durante la premenopausia y la menopausia. Aprovecha para cuidarte un poco más: haz ejercicio físico moderado y regular, come de manera equilibrada, intenta prescindir del alcohol y el tabaco y consulta con tu ginecólogo o gine-

cóloga cualquier trastorno que te esté generando mucho malestar, sea físico o mental.

**¿Puede ser que las pastillas anticonceptivas me bajen el deseo sexual?**
Aunque parece que no hay evidencias científicas que lo confirmen, es cierto que muchas mujeres manifiestan esta sospecha. Coméntaselo al profesional que te las recetó y quizá te dé otra alternativa anticonceptiva que te satisfaga más.

**Me han diagnosticado esclerosis múltiple hace unos meses. Hasta ahora he tenido unas buenas relaciones sexuales con mi pareja. ¿La enfermedad acabará también con esto?**
Muchas personas que sufren esclerosis múltiple admiten que su vida sexual se vio afectada al poco de serles diagnosticada la enfermedad. Evidentemente, la parte física se puede ver perjudicada, pero también hay que tener en cuenta que a pesar de la enfermedad sigues siendo una persona sexuada con necesidad de afecto y de placer sexual. Por lo tanto, no solo tu actitud positiva frente a la enfermedad, sino también ante tu vivencia sexual, facilitará que puedas seguir viviendo una buena sexualidad.

**A veces, cuando estoy teniendo relaciones sexuales, se me escapan como unos pedos de la vagina. ¿Eso es normal?**
La ventosidad vaginal es la emisión o expulsión de gas acumulado en la vagina que provoca un ruido característico durante el contacto sexual, un estiramiento, el ejercicio físico o la masturbación. El sonido es parecido al de la flatulencia del ano, pero no implica la eliminación de gases provenientes del intestino y por lo tanto no huele mal. En todo caso, no se trata de una verdadera flatulencia, pues el pedo vaginal no deriva de

la fermentación de bacterias. Los casos más frecuentes se dan por la disminución del tono muscular (hipotonía) de las paredes vaginales, que son incapaces de rodear bien el pene en el momento del coito y favorecen así la entrada de aire. Las hipotonías musculares son más frecuentes en mujeres que han tenido varios partos, aunque también se presentan en mujeres muy jóvenes.

**Estoy saliendo con un chico que lleva un príncipe Alberto. ¿Puede llegar a dolerme durante las relaciones sexuales?**
El tipo de *piercing* que se utiliza en la mayoría de modalidades de los genitales tiene formas redondeadas, justamente para no dificultar la relación sexual ni ocasionar molestias.

**Los complementos alimentarios para aumentar el vigor sexual, ¿funcionan en las mujeres?**
En las farmacias y parafarmacias puedes encontrar complementos alimentarios con ingredientes naturales que se han demostrado eficaces ante la falta de vitalidad y el cansancio, que pueden provocar una disminución temporal del deseo. No tienen un efecto inmediato y siempre hay que consultar con el farmacéutico o el médico para que no interfieran en cualquier otro tratamiento que estés tomando o agrave alguna dolencia que tengas.

**Me quiero hacer un *piercing* en el clítoris, pero tengo miedo de que me ocasione problemas de salud o en las relaciones sexuales. ¿Me puedes informar de si hay algún riesgo?**
Seguramente quieres decir en el capuchón del clítoris o en el punto donde se unen los labios menores, porque la mayoría de los profesionales no recomiendan perforar el clítoris debido a la pérdida de sensibilidad que puede provocar. Un buen profe-

sional te asesorará según tu anatomía sexual, y una buena higiene durante la intervención en el tiempo de cicatrización es esencial para prevenir problemas de salud.

# 8

## Ser o no ser... madre

Se conocieron en Nochevieja y poco después comenzaron a vivir juntos. Samuel y Lidia hace más de una década que son pareja. Ella tiene 44 años. Él, uno más. Ella es la responsable de comunicación de una ONG y él tiene una floristería en Banyoles.

—Llevamos mucho tiempo con tratamientos de fertilidad —me explica Lidia—, pero no hay manera de que nos quedemos embarazados.

Han venido a verme juntos al despacho. Son una pareja de las que dan envidia sana, porque se les ve compenetrados y muy amorosos, pero Lidia ha perdido el deseo sexual desde hace unos meses.

—Coincide con la época en que fuimos al médico a ver si me podía quedar encinta —especifica—. Desde entonces, no sé, no tengo ganas... y no es que no me guste Samuel, ¿eh? Me gusta... ¡y mucho!

El problema de Lidia venía dado por una cierta frustración por no poder ser madre de manera natural. Por eso, una parte de la terapia consistió en hacerle escribir una carta dirigida a sí misma, una carta para despedirse de la maternidad. De este modo, diciendo adiós a esta losa, Lidia se sentiría mucho más tranquila y podría seguir con su vida (y su vida sexual) con la alegría que la había caracterizado siempre. Este es un extracto:

> *Comienzo así esta carta porque ya ha llegado el momento de decir adiós. He intentado esconder dentro de mí esta palabra, pero no tiene ningún sentido seguir haciéndolo. Esto no me deja proseguir mi vida con calma. Es el momento de la despedida. Quiero continuar con nuevas ilusiones [...] Ser madre fue un deseo, un proyecto de pareja [...] Haber vivido tres tratamientos fue la peor experiencia de mi vida. Tantas esperanzas en cada nuevo diagnóstico, pruebas y más pruebas... y tantos fracasos y frustraciones han hecho que lo que pensaba que sería mi futuro diese un giro de 180 grados [...] Esta experiencia me ha enseñado que no soy ni mejor ni peor que nadie [...] A nadie le importa si tengo hijos o no, al contrario, me he demostrado a mí misma que soy una mujer fuerte que, pese a las adversidades, puede ser feliz y hacer feliz a los que la rodean. Hace un año que ha llegado un nuevo ser a mi vida, nuestra perrita Jackie. Este animalito me ha enseñado a valorar los pequeños momentos de cada día. El futuro ya no es lo importante. Lo importante es el ahora, el presente. Solo quiero disfrutar de esto con mis dos amores: Samuel y Jackie.*

> Firmado: Lidia

## Un dilema shakespeariano

Tanto si buscamos en blogs o en publicaciones digitales como en libros impresos, el tema de la maternidad se encuentra muy vivo desde todas las perspectivas posibles, y por eso creo que tenía que dedicarle un capítulo.

En consulta es un tema inevitable, pues está fuertemente ligado a la sexualidad: la reproducción en las y los humanos es sexual. Sé que te parecerá muy obvia esta última frase, pero a veces algunas personas lo olvidan: quieren tener hijos sin relaciones sexuales, o no los quieren y se olvidan de tomar medidas. A veces las anécdotas reales pueden parecer chistes fáciles o incluso malos, pero tener que explicarle a una pareja que deben tener relaciones sexuales con periodicidad para concebir a un hijo ha sido una de las situaciones profesionales más surrealistas que he vivido, y no creas que eran personas incultas. Y sobre la no-utilización de los métodos anticonceptivos y los mitos y falsas creencias alrededor de cómo una mujer se puede quedar embarazada se podría escribir un anecdotario muy grueso.

En torno a la reproducción nos encontramos muchos contenidos vinculados a otros aspectos de la sexualidad, como la afectividad y el placer, los métodos anticonceptivos, el aborto, la maternidad, los roles de género, el embarazo, el posparto, la infertilidad y la crianza. Y en muchos momentos de tu vida has tenido o tendrás que hacer una sesuda reflexión sobre casi todos y tomar una decisión al respecto, que seguro que te ha marcado o te marcará.

Hay que desgranarlos, aunque no les concederé la misma importancia a todos, por razones de espacio más que por falta de interés.

## Cuando todavía no quieres
## (Los anticonceptivos y el aborto)

Seguramente fue la primera decisión que tomaste respecto a tu capacidad reproductiva, aunque fuese sin mucha información o de manera poco consciente: ¿recuerdas qué método utilizaste en tu primera relación sexual? A lo mejor eras muy responsable y con tu pareja ya lo habíais comentado, o fue imprevisto y afortunadamente tu pareja tomó la decisión sacando de la cartera un condón o sacándolo tú del bolso, o el chico lanzó la frase «Tranquila, que yo controlo» y la marcha atrás fue la forma elegida. Sea como fuere, a la corta o a larga evitar el embarazo se convirtió en una preocupación para ti. En estas «preocupaciones anticonceptivas» te podía acompañar tu pareja o bien una amiga confidente, contando los días fértiles, compartiendo mitos o medias verdades sobre las posibilidades y sufriendo con los retrasos de la regla.

Está claro que en los comienzos de las relaciones sexuales y en las esporádicas, tengas la edad que tengas, el mejor método es el preservativo. Sus ventajas superan ampliamente algún que otro inconveniente: es fácil de obtener, sencillo de colocar, económico, seguro si se utiliza correctamente y preventivo tanto del embarazo como de las infecciones de transmisión sexual. Incluso para personas alérgicas al látex se pueden adquirir de poliuretano, y para los que tienen un pene fuera de los estándares los hay de diferentes tallas. Me estoy refiriendo al preservativo masculino, porque el femenino es un poco más caro y no tan fácil de encontrar, aunque igual de seguro.

En muchos talleres para adolescentes y jóvenes se enseña cómo colocarlo y retirarlo correctamente, y puedes encontrar muchos vídeos en YouTube que lo explican muy bien; incluso yo misma aleccioné, con la ayuda de un plátano, a la Niña de Shrek en un programa de Andreu Buenafuente. Pero lo que de verdad es importante no es cómo se coloca, sino la negociación justo antes de utilizarlo. Y la discusión no tiene vuelta de hoja: tu salud presente y futura depende de su empleo en los comienzos de una relación sexual y en las relaciones esporádicas. No dejes que ningún hombre te persuada, con argumentos de medio pelo, de que no pasará nada, y tú tampoco te convenzas de que por una sola vez no tendrás tanta mala suerte.

Si tienes pareja estable puedes valorar con él, y con el asesoramiento de una o un profesional sanitario, otros métodos reversibles (que puedes dejar de utilizar cuando quieras):

- **De barrera:** además de los preservativos masculino y femenino también quiero destacar el diafragma, un poco olvidado en las últimas décadas pero muy eficaz si se utiliza correctamente, y con cero efectos adversos.
- **Hormonales:** en esta categoría tienes una amplia oferta, aunque los más conocidos y utilizados son las píldoras (el 20% de las mujeres en edad fértil las toma). Se incluyen aquí la píldora poscoital o de emergencia (ya lo sabes, para cuando se te rompe un preservativo o bien no has usado ningún método y al cabo de un rato comienzan los remordimientos), el anillo vaginal, el parche hormonal, los implantes subdérmico e inyectable y el diu de liberación hormonal. Todos se han de utilizar bajo control médico y con revisiones periódicas, porque no están exentos de efectos secundarios. Algunas mujeres refieren aumento de peso y falta de deseo sexual al cabo de un tiempo de usarlos, pero no existen evidencias científicas al respecto.
- **Químicos:** los espermicidas, que en solitario no son lo bastante efectivos, siempre han de combinarse con algún otro método, como el diafragma o el preservativo.
- **Mecánicos:** el diu, acrónimo de *dispositivo intrauterino*, es un dispositivo que el ginecólogo o ginecóloga coloca en el interior del útero durante la regla y que se suele recomendar en mujeres con pareja estable y que ya hayan tenido un hijo, aunque en la actualidad los hay de diferentes formas y tamaños para que se adapte mejor. Incluso los hay con car-

ga hormonal, indicados sobre todo para las mujeres en la perimenopausia que sufren trastornos menstruales.

- **Ligados al ciclo menstrual:** es el método Ogino-Knaus (evitar el coito vaginal cuando se cree que se está ovulando), asociado al sintotérmico (relacionado con los cambios de temperatura corporal y el flujo vaginal). Hay demasiadas diferencias entre las mujeres y también en una misma mujer, dependiendo de variables como la edad, el estado de salud general y la situación emocional, como para considerarlo fiable.

Aunque algunos libros o folletos incluyen la marcha atrás, o coito interrumpido, como método anticonceptivo, me he resistido a colocarlo en este grupo porque para mí no lo es. Hace siglos, cuando no había el abanico de métodos que existen actualmente, seguramente contribuyó al control de la natalidad, si bien de manera muy precaria, pero ahora no conviene otorgarle ese título.

Como métodos irreversibles se encuentran la ligadura de trompas en la mujer y la vasectomía en el hombre. Es una decisión muy importante desde el punto de vista personal, porque esto sí que no tiene marcha atrás para la persona que se esteriliza: tienes que tener muy claro que nunca querrás tener otro hijo o hija.

Como mujer has estado, o tendrás que estar, pendiente de la anticoncepción durante más de 30 años de tu vida sexual; por lo tanto, hay que ser muy pragmática al respecto y no caer en actitudes ingenuas del tipo «A mí no me pasará eso de quedarme embarazada», ni tampoco desconfiar de determinados métodos, como el condón o la píldora, y en cambio tener demasiada esperanza en que funcione la marcha atrás. Además, no podemos obviar elementos que influyen, como la edad (cuanta más edad, se decide y se utiliza mejor el método), el nivel educacional (menor instrucción académica correlaciona con menor utilización de los métodos) o problemas de comunicación y conflictividad con la pareja, pero también con la familia, en el caso de chicas más jóvenes. Tampoco ayudan nada algunas dificultades del sistema sanitario, como las listas de espera y los cambios de profesionales sanitarios en la sanidad pública. Con todo, son decisiones que deberás tomar durante este largo período de tiempo y que influirán directamente en tu vida sexual y en tu salud en general, así que es esencial que te informes y te asesores, porque cada mujer y cada momento vital puede necesitar un método concreto, y no vale eso que he escuchado demasiadas veces: «Me tomo las pastillas que me recomendó mi amiga y que a ella le van muy bien». Tampoco te dejes seducir por la falacia de que es poco natural usar según cuáles y que la premeditación coarta la satisfacción. La tranquilidad que te puede dar la correcta utilización de un método anticonceptivo fiable aumenta el goce sexual y evita muchas angustias. Aunque tengo claro que el contraceptivo ideal no existe, hay suficiente oferta como para que puedas escoger en cada momento el óptimo para ti y para cada momento de tu ciclo vital.

Otro tema muy controvertido, pero que también hay que tratar, es la IVE —interrupción voluntaria del embarazo—. He dado información y he asesorado a demasiadas mujeres en la decisión de abortar como para no tener muy claro que ninguna lo hace de buena gana y que no todas reaccionan ante el dilema del mismo modo: unas sienten liberación; otras, culpabilidad, y muchas una mezcla de ambas sensaciones. Es una decisión muy y muy personal, tanto abortar como no hacerlo, y cada mujer debería tomarla sin ninguna presión externa (de pareja, familiar o social). Afortunadamente, en nuestro país existe una ley que nos ampara, aunque a mi modo de ver sea mejorable.

## LA MATERNIDAD

Para unas es un estado muy deseado desde muy jóvenes; otras acceden a ser madres por presiones familiares y sociales y acaban disfrutando del proceso; otras acaban sufriéndolo en silencio durante el resto de su vida, y aún son una minoría las que deciden no experimentarlo. Sea como fuere, todas las opciones son muy respetables, y quiero remarcar la posibilidad de elegir que la mayoría de las mujeres tenemos actualmente respecto a la maternidad. En el siglo pasado, antes de la aparición de los métodos anticonceptivos, era muy difícil el control de la fertilidad, y la maternidad no era una posibilidad sino una imposición. Además, entre los deberes que las mujeres tenían con la sociedad se encontraba tener criaturas como forma de garantizar el linaje, el alimento o el apoyo familiar, entre otros objetivos. Podríamos añadir uno más moderno, de carácter romántico: la culminación del amor entre la pareja.

He confirmado que estos deberes todavía planean por el útero de muchas mujeres, sean heterosexuales, bisexuales u homosexuales. Tener que escuchar la maldita frase de «Se te pasa el arroz» cuando te hallas en la treintena pasa a ser una tortura para muchas, aunque hay que tener en cuenta que la edad nos juega en contra: la capacidad fértil empieza a menguar a partir de los 35 y es un hecho biológico que no podemos obviar.

## Justo antes de la decisión

Esther (33 años), una enfermera desenvuelta y muy segura, está sentada frente a mí en el despacho. Sabe que tiene un problema sexual pero no encuentra al profesional que la saque de la «la situación desconcertante» en la que se encuentra, como dice ella. Desde hace aproximadamente un año, su pareja no puede penetrarla vaginalmente. Al principio pensó que era por alguna infección, que fue descartada después de una citología practicada sin muchos impedimentos; la médica que la atendió no encontró ningún otro problema ginecológico después de una ecografía abdominal. Posteriormente, un psiquiatra con el que colaboraba le recetó unos ansiolíticos y unos relajantes musculares para que estuviera menos tensa. Ciertamente estaba más tranquila, pero el problema persistía. Una amistad del ámbito sanitario le recomendó acudir a mi centro.

En su historia psicosexual no hay nada destacable. Hace seis años que convive con su actual pareja y califica su relación de muy buena. No recuerda ninguna situación traumática que sucediese un año atrás. Le ha dado muchas vueltas y no encuentra la causa del problema. Le diagnostico vaginismo secundario e iniciamos el protocolo habitual para esta disfunción. Siguen dos sesiones en que hay avances y la cuarta sesión la cambia el mismo día por un tema personal muy importante. Cuando vuelve a venir me pide disculpas por haber anulado la cita el mismo día y me explica la causa: su mejor amiga había parido esa mañana y no se lo quería perder. Son amigas desde la infancia y las dos conocieron a sus respectivas parejas en una concentración motera: «Dos amigas con dos amigos y con aficiones muy parecidas», explicaba contenta. A menudo salían los cuatro juntos y ella añadió, riendo:

—Fíjate que hasta comentábamos que tendríamos los hijos a la vez para criarlos juntos.

Cuando termina de decir la frase le hago un par de preguntas: «¿Te comunicó tu amiga que estaba decidida a tener un hijo? ¿Cuándo fue?». Ella responde de manera automática:

—Sí, claro, fue en una cena donde estábamos los cuatro, hará más de un año. Incluso ellos nos incitaron a Fede, mi pareja, y a mí, a animarnos también. De hecho, Fede y yo hablamos aquella misma noche, al llegar a casa, y decidimos dejar de utilizar el método anticonceptivo.

De repente se detiene y el rompecabezas queda montado. Le hago una última pregunta doble: «¿Por qué todavía no es el momento de tener un hijo y eres incapaz de decírselo a tu pareja?». Las lágrimas comienzan a rodar por su cara y me explica que ella quiere ser jefa de su área y aún le queda un año de máster en gestión, y que de momento no quiere tener una criatura, pero que se siente muy culpable pensando esto. Parece que lo que no dijo la boca de Esther lo aclaró su vagina cerrándose.

Tener una criatura es tal vez la decisión más importante que tomarás en tu vida y es habitual tener dudas y angustias, pero no debes sentirte mal por eso. Es importante compartir tus incertidumbres como mínimo con tu pareja o con un familiar cercano o una amistad íntima. Y si tú estás muy segura, acepta que tu pareja pueda sentirse superada por la decisión y deja que exprese abiertamente su ansiedad.

## A LA BÚSQUEDA DE UN EMBARAZO

El sexo para quedarte embarazada no tiene por qué ser diferente al sexo por placer, pero a menudo la preocupación por los días fértiles y la incertidumbre por las probabilidades de embarazo provocan un aumento de la ansiedad. Y desde siempre, la ansiedad y la sexualidad no han sido buenas amigas.

De todas formas, si eres organizada para otras cosas en tu vida cotidiana, tenderás a planificar algunas relaciones sexuales para aumentar las probabilidades de quedarte encinta. Pero esto no tiene por qué ser un problema, al contrario, puede ser todo ventajas. Recuerda que en la época de las primeras salidas o del noviazgo con tu pareja, en la mayoría de las ocasiones programabas ya las relaciones sexuales: quedabais para cenar, salir de marcha, ir al cine, y sabías que en algún momento de la noche o del fin de semana habría tiempo para el sexo y te preparabas. Así pues, no tendría que ser un problema planificar un poco tus relaciones sexuales actuales. Podéis intentar no tener relaciones sexuales siempre a las mismas horas... Por ejemplo, justo al llegar a casa puede ser un buen momento (ducha conjunta y lo que convenga), porque si después de cenar te sientas en el sofá tienes muchas probabilidades de que este te atrape en sus garras. Durante el fin de semana una buena opción puede ser a la hora de la siesta.

Otra táctica es practicar la abstinencia digital y televisiva un rato cada día: apagad los dispositivos, excepto el equipo de música si os gusta hacerlo acompañados de ella. Las relaciones sexuales requieren tiempo y desconexión con el resto de actividades diarias. Imaginad que estáis en una burbuja de placer e intimad para que, aunque en vuestro caso el coito sea «obligado», no os olvidéis de jugar y probar. Recuerda que el sexo es el juego de los adultos y debe incluir masajes, caricias y mucha imaginación.

También quiero incluir en este apartado a las mujeres que deciden tener una criatura solas. Algunas tienen la ayuda de un amigo que se aviene a mantener relaciones sexuales o a donar su semen de forma altruista, y otras recurren a la reproducción asistida. Es una decisión muy respetable, tildada de «egoísta» solo por individuos que únicamente conciben un solo modelo familiar.

EL SEXO DURANTE EL EMBARAZO

Antes que nada, hay que destacar que durante el embarazo a la mujer no le salen alas, es decir, no se convierte en un ser asexual. Se ha conseguido el objetivo de la fecundación, pero las funciones del placer y de relación se mantienen durante todo este período.

A excepción de alguna complicación o contraindicación referida por el profesional que te asesore y controle durante la gestación, practicar sexo no es perjudicial durante el embarazo. Al contrario, es muy importante conservar el erotismo y la sexualidad con la pareja.

No hay nada que en principio no se pueda practicar, aunque tal vez, a medida que el embarazo avance, te encontrarás más cómoda con posturas coitales que no te opriman la tripa… No hay que olvidar a unos aliados fundamentales: los cojines. Colocados estratégicamente, facilitan muchas posturas. De todas formas, no hay que ser reduccionistas y centrarse solamente en el coito, tampoco en esta época de la vida. Si alguna postura coital te incomoda no hay como poner en práctica otras técnicas sexuales para llegar a un orgasmo. Piensa que este, además de dar placer, te ayuda a mantener la elasticidad y la flexibilidad de los músculos pelvianos, tan importantes en el parto.

Puedes seguir utilizando juguetes sexuales (plumas, aceites para masaje…) y activando tus fantasías sexuales. Recuerda que las endorfinas que ahora liberas benefician a dos seres: a ti y al feto.

Una pregunta muy común entre las futuras madres, pero también entre los futuros padres: «¿El pene le puede hacer daño al feto durante el coito?». Y la respuesta es rápida: no es posible hacerle daño durante la penetración vaginal, pues el feto está perfectamente protegido por el líquido amniótico y el útero está fuertemente sellado.

Y aquí un inciso para hablar sobre la sexualidad del futuro padre. La mayoría de los padres se sienten un poquito temerosos ante la práctica sexual, porque viven en parte el embarazo de su pareja con respeto y cierto misterio, sobre todo si es el primero.

Resulta imprescindible una cierta readaptación de la frecuencia y también de las posturas y conductas sexuales, y es importante que la pareja hable de ello, pero nunca durante la relación sexual, sino en otro momento. Y de manera tranquila, porque hablar de sexo y del sexo que practicas con tu pareja siempre es beneficioso para mejorar y para deshacer malentendidos, pero más en esta etapa. Es importante no inferir lo que la otra parte piensa, porque a veces podemos estar pero que muy equivocados o equivocadas.

Tal vez el futuro padre piensa «No la marearé pidiéndole sexo, porque seguro que está cansada y no le apetece», y la embarazada, por su parte, piense que «Últimamente me pide menos sexo, seguro que ya no le resulto sexy», y por lo tanto, cada uno con sus reflexiones equivocadas y los dos sin sexo. Así que mejor empatizar ambos, pero comentando explícitamente cómo se encuentra ella y lo que desean los dos.

También es importante destacar que la pasión, el afecto, el erotismo y la sexualidad en una pareja son un continuo, y que en algunos momentos vitales tienen más importancia unos u otros aspectos. De modo que, si las relaciones sexuales disminuyen por determinadas situaciones, no tienen por qué hacerlo las otras expresiones de amor, pasión, afecto y sexo.

Hay que tener en cuenta que cada mujer, cada pareja, cada embarazo, es diferente, y que la comunicación sexual con tu pareja es fundamental. Aprovecha las visitas de control y las clases de preparación al parto para resolver las dudas que tengas sobre tu sexualidad en esta etapa.

## La sexualidad por trimestres

En el primer trimestre, las náuseas y el cansancio tal vez provoquen que tu deseo sexual esté por los suelos. Y así de perjudicada, pues, ni te apetece ni te sientes la más sexy del mundo. Si te ocurre eso, ten presente que estas molestias son pasajeras y no te aturdas... pero coméntalo con tu pareja. También puedes experimentar labilidad emocional: ahora lloras y al cabo de un rato te ríes; responsabiliza a las hormonas y prueba a tener relaciones sexuales para liberar tensiones y mejorar ese ánimo o a solicitar más arrumacos a tu pareja.

Si el aumento de pecho ya se ha producido, aprovecha para lucir escotes generosos y así sentirte más sexual y provocar a tu pareja.

También puede venirte a la mente el miedo a un aborto espontáneo que puede hacer desaparecer las ganas de sexo. Aunque piensa que el sexo no se reduce solo al coito...

Generalmente, el segundo trimestre suele ser el mejor momento del embarazo. El deseo sexual se restablece porque la mayoría de las molestias desaparecen y el peso del bebé todavía no dificulta los movimientos. Acaso experimentes orgasmos más intensos durante esta etapa, ya que el aumento de la irrigación sanguínea puede provocar una mayor sensibilidad en la zona genital y aumenta el flujo vaginal, por lo que la vagina se vuelve más sensible y está mejor lubricada. Aprovecha esta etapa para fortalecer el vínculo afectivo y sexual con tu pareja.

En el tercer trimestre tu cuerpo comienza a prepararse más a fondo para el momento final, y eso provoca algunos efectos secundarios en tu respuesta sexual no tan positivos: la excitación y la intensidad del orgasmo pueden disminuir por la congestión de la vagina, la vulva y el clítoris debido al aumento del tamaño del bebé y a su posición de encaje. También vuelve a aparecer el miedo al coito porque tal vez creas, erróneamente, que practicarlo puede provocar un parto prematuro. Aunque no es cierto, vuelve a recordar que el coito no es obligatorio para disfrutar y pasároslo bien.

## El posparto

Ya has tenido a tu bebé y por un tiempo la parte reproductiva de la sexualidad ha sido satisfecha, pero las otras funciones se recuperan con relativa rapidez si antes del embarazo ya gozabas de unas relaciones sexuales placenteras.

Las primeras semanas tras tener al bebé seguramente tienes otras cosas más urgentes e importantes y es habitual que tu sexualidad pase a un segundo plano, porque parece que el papel de madre lo invada todo, pero a medida que sientas todo un poco más organizado podrás reincorporar este aspecto a tu vida. Recuerda que además de madre sigues siendo amante de tu pareja y que los dos roles pueden coexistir.

El sexo entre ti y tu pareja cambiará solo si uno de los dos o ambos queréis que cambie. El deseo sexual no empieza en la cama o en el sofá, sino que se alimenta a lo largo de toda la jornada y en el seno de la relación de pareja... Y los dos sois responsables de que no cambie, y de que si lo hace sea para mejor.

Quizás a partir de ahora el sexo perderá una pizca de espontaneidad, pero eso tampoco tiene por qué ser negativo a priori. La espontaneidad suele sobrevalorarse en muchas actividades, y también en la sexualidad. No se trata de hacer sexo porque toca a una determinada hora y en un determinado día, sino de programar tiempo para estar juntos y solos. Podéis alternaros para preparar el tiempo que pasaréis juntos sexualmente, pero con un punto de flexibilidad. Un día le toca a un miembro de la pareja organizar el encuentro y otro día al otro, y siempre intentando empatizar con los gustos de la pareja.

Y sobre todo explicarse, dialogar y utilizar el sentido del humor para quitar hierro a muchísimas situaciones cotidianas, porque cuando te ríes con alguien aumentas la complicidad.

## REINICIANDO EL SEXO EN EL POSPARTO

Después del parto tu cuerpo produce menos hormonas sexuales y libera prolactina; todo ello, unido a la recuperación del parto o cesárea, puede provocar que tengas menos deseo sexual. Lo más indicado es esperar la llamada *cuarentena*, en que tu cuerpo se irá recuperando físicamente. No es necesario ser una supermadre desde el principio.

Uno de los pocos aspectos negativos que tiene dar el pecho es que las ganas de sexo se hacen esperar un poco más. Conviene tenerlo en cuenta.

Pero todo esto es transitorio. Poco a poco irás recuperando tu respuesta sexual, de modo que a los tres meses la capacidad orgásmica será igual, o ligeramente superior, a la de antes del embarazo.

Un aspecto fundamental durante esta época es la anticoncepción, así que es muy importante que pactéis un método seguro y eficaz que os permita a los dos disfrutar sin el miedo a un nuevo embarazo.

Es interesante que inicies estrategias activas para acelerar la recuperación sexual... Cuando el profesional que te hace el seguimiento del posparto te dé el visto bueno, puedes comenzar con los ejercicios de Kegel simples y después añadir los conos o las bolas chinas para recuperar el tono de los músculos pubococcígeos. Caminar y practicar ejercicios sencillos hará que vayas recuperando fuerza en el resto de tu cuerpo.

Comenta sin vergüenza todas las dudas que tengas en las visitas posparto.

A lo mejor no te apetezcan las relaciones sexuales tal cual, pero sí intimidad, de manera que reclámaselo explícitamente a tu pareja. Para muchas mujeres, la intimidad es la antesala de la pasión y la sexualidad, así que puedes empezar por aquí... Y tener presente que no hace falta utilizar el cansancio como excusa a largo plazo para no mantener relaciones sexuales. Es positivo esforzarse en cultivar esta parcela e ir alimentando progresivamente el deseo.

Una vez te sientas preparada para volver a iniciar las relaciones coitales, escoge el momento, porque es mejor que tengáis intimidad y tiempo. Aunque os conozcáis sexualmente, puede ser un momento de reencuentro como pareja sexual después de unas semanas de ejercer de padre y madre a tiempo completo, lo que psicosexualmente tiene su importancia; no como la primera vez, pero casi...

Así que, siendo prácticos, lo mejor sería que el bebé se quedase a cargo de algún familiar o amistad durante unas horas, de modo que los dos podáis concentraros durante un rato sin que nada os interrumpa...

Ten a mano lubrificante por si te hace sentir más cómoda en el reinicio de las relaciones coitales. Y muy importante: si notas malestar o dolor, díselo a tu pareja y no continúes, solicita hora a tu ginecólogo o ginecóloga y consúltaselo. Una penetración incómoda es incompatible con el placer sexual.

## La sexualidad cuando tienes hijos

En este momento de vuestra vida de pareja es habitual que parte del tiempo que dedicabais a vosotros mismos y a la pareja quede reducido a su mínima expresión, y hay que aceptarlo como una cosa normal, si bien transitoria.

El rol de madre que acabas de estrenar no es incompatible con otros papeles que tienes como mujer, y especialmente el rol sexual y de amante de tu pareja. Si antes del parto existía una buena complicidad entre vosotros, no tiene por qué diluirse ahora. Aunque el tiempo de dedicación a la pareja sea menor, no hay motivo para que desaparezca. Es preciso adaptarse y mentalizarse, porque puede haber una disminución del número de relaciones sexuales. El día solo tiene 24 horas y durante la crianza las obligaciones pasan a menudo por delante del ocio y el juego, porque recuerda que hemos categorizado el sexo como un juego entre la pareja.

Esta complicidad también deberá existir antes y durante la relación sexual: compartid y organizad entre los dos las tareas cotidianas para ganar momentos tranquilos entre ambos e invertirlos en afectividad y sexualidad. Ayudaos de la familia o las amistades para tener unas horas o un fin de semana para vosotros solos. Te aseguro que no pasa nada porque durante un par de noches dejes a tu prole «abandonada» e inviertas ese tiempo en ti misma y en tu pareja.

En casa, si te incomoda que los niños os puedan oír mientras mantenéis relaciones sexuales o aparezcan de golpe en la habitación, cerrad la puerta durante ese rato, incluso con cerrojo, y activa el intercomunicador para ganar en tranquilidad.

Aún recuerdo las risas de un paciente que, ante mi pregunta de si había visto a sus padres en actitud afectiva o sexual alguna vez, me confesó: «Ver no tanto, pero escuchar sí, sobre todo en las siestas cuando veraneábamos en el apartamento de la playa».

En mis años de experiencia como sexóloga he llegado a la conclusión empírica de que las personas que han visto a sus padres abrazarse y besarse y dejar intuir unas buenas relaciones sexuales, suelen tener una vida sexual más sana y afrontar mejor las situaciones problemáticas en el ámbito sexual y de pareja. Así que cultivar unas buenas relaciones afectivo-sexuales con tu pareja también ayuda en la educación afectivo-sexual de tu hijo o hija.

## La infertilidad

Si estás inmersa en un proceso de reproducción asistida, ya sabrás mucho del argot que rodea a la esterilidad y la infertilidad. En este capítulo quiero poner de manifiesto que adentrarse en unos procedimientos médicos tan complejos y de larga duración afecta de manera directa a las funciones lúdicas y de relación en la sexualidad personal y de pareja.

Hay investigaciones que sugieren que la infertilidad aumenta la unión, el amor y el apoyo en la pareja y puede conllevar una experiencia de crecimiento personal para ambos cónyuges, pero he visitado a demasiadas parejas con un empobrecimiento muy acusado de su sexualidad, muchas carencias comunicativas e incluso una disminución del interés por la pareja después de haber sido sometidas a estos tratamientos.

Es cierto que las parejas con una buena relación sexual y afectiva antes del diagnóstico, y que además cuentan con estrategias positivas de afrontamiento de los problemas, serán más impermeables a la presencia continua y reiterada de los factores estresantes propios del tratamiento. Pero no está de más recurrir a la ayuda de un profesional de la psicología o de la sexología especializado en infertilidad durante todo el proceso y prevenir así muchos de los efectos secundarios que pueden aparecer. A muchas parejas no les parece necesario y piensan más bien que es un gasto prescindible, frente al coste tan impresionante que ya supone todo el procedimiento médico, pero te aseguro que es más costoso recuperar a posteriori una sexualidad placentera.

No quiero incluir una retahíla de recomendaciones para las parejas infértiles, porque muchas serían variaciones y adaptaciones de las ya comentadas en otros párrafos del libro, pero sí dar las cuatro pautas que considero más importantes:

- Fomenta todavía más el aspecto lúdico de la sexualidad. De la parte reproductiva ya se están ocupando los profesionales, así que incorpora todos los aspectos que creas que pueden fomentar el goce: variaciones en las horas, lugares y posturas, fantasías… Y si un día no te apetece, no fuerces la situación.
- La espontaneidad está sobrevalorada. Si tienes que planificar algunas relaciones sexuales, ayúdate de unos preliminares excitantes y crea un ambiente que te guste.
- Incrementa las muestras de intimidad con mucho sexo de pasillo.
- Aumenta la comunicación activa con tu pareja, desde las emociones que te comporta el diagnóstico y el tratamiento hasta la parte más sexual o afectiva. Practica las estrategias asertivas y no des nada por supuesto, no infieras pensamientos ni alimentes los «pensamientos telepáticos».

---

## FAQs
### (Preguntas frecuentes hechas a una sexóloga en los últimos 20 años)

**¿La mujer pierde capacidad sexual después de tener un hijo?**
Claro que no. Es cierto que la mayoría necesitan un período

para recuperarse física, emocional y sexualmente, pero despés de este tiempo, variable para cada mujer, tienen la misma capacidad para tener placer sexual que antes del parto. Si después de este período la mujer siente malestar durante las relaciones sexuales o manifiesta alguna otra problemática, hay que consultar con un especialista en salud de su confianza.

**¿Se pueden tener relaciones sexuales durante el embarazo?**
Siempre y cuando no sea un embarazo de riesgo y el ginecólogo o la comadrona no te hayan dicho lo contrario, no hay problema en tener relaciones sexuales durante el embarazo.

**Han pasado ya más de cinco meses desde que tuve a mi hija y me duele mucho cuando tengo relaciones sexuales. ¿Qué puedo hacer?**
Prueba a utilizar un lubricante, pero si el problema persiste deberías consultar a tu ginecólogo o ginecóloga por si tuvieras algún efecto secundario producto de la episiotomía o alguna otra complicación durante el parto.

**Tengo un hijo con una discapacidad intelectual y el otro día le sorprendí masturbándose. ¿Cómo he de actuar?**
Es importante respetar su intimidad, porque es una persona sexuada y por lo tanto con deseo sexual. Hay que reaccionar con naturalidad ante el hecho si no lo estaba practicando en privado, y si lo hacía en un lugar no muy adecuado, hacerle saber que no hay ningún problema en que lo practique pero que debe hacerlo en un espacio más privado, como su habitación.

**¿Es preciso que siempre utilice métodos anticonceptivos? ¿Y si soy estéril?**
Una persona no sabe si es estéril o no, a no ser que ya tenga al-

guna afección diagnosticada. Por lo tanto, hay que usar un anticonceptivo fiable si no tenemos la intención de reproducirnos.

**¿La edad es importante a la hora de quedarse embarazada?**
La edad superior a 35 años es causa de esterilidad en la mujer, pues se dan dos fenómenos: la reserva ovárica comienza a disminuir de forma importante y la calidad de los óvulos empeora, sobre todo a partir de los 38 años. También es importante saber que el porcentaje de éxitos de las técnicas de reproducción asistida disminuye igualmente con la edad.

**Si tienes relaciones sexuales con la regla, ¿te puedes quedar embarazada?**
Aunque la probabilidad es menor, la posibilidad existe, de modo que es mejor utilizar siempre un anticonceptivo si no tienes intención de ser madre.

**¿Es recomendable concentrar el sexo durante los días de ovulación para facilitar quedarme embarazada?**
No os limitéis a tener relaciones sexuales solo durante tus días fértiles, porque podríais convertir vuestra sexualidad en una obligación. Aunque ahora os queráis centrar en la función reproductiva, no olvidéis la faceta lúdica y de relación.

**¿La lactancia puede afectar a la sexualidad?**
Durante la lactancia los niveles de estrógenos bajan y eso puede provocar sequedad vaginal, además de una disminución del deseo sexual que también hay que tener en cuenta. Para la sequedad vaginal, el uso de algún lubrificante y la relajación de los músculos del perineo durante la penetración son fundamentales. También hay mujeres que notan sus pechos más sensibles y las caricias de su pareja les pueden molestar.

# 9

## Cuando no va como debería

«La única manera de resolver los problemas es conociéndolos, saber que existen.»
Giovanni Sartori

Y de nuevo, la literatura es un apoyo enorme para la terapia.
Como en el caso de la siguiente paciente: Claudia. Tiene 29
años y pareja desde los 19. Ninguno de los dos ha tenido ninguna otra relación afectivo-sexual. Lleva un tiempo desesperada. Su chico le ha lanzado un ultimátum:

—¡O solucionas el problema o lo dejamos estar!

Ella está realmente nerviosa. El problema que tiene (y
que su compañero se encarga de recordarle de una de las
peores maneras posibles) es el vaginismo. Al principio no
dieron mucha importancia a la imposibilidad de practicar el
coito vaginal porque pensaban que con el tiempo se acabaría
solucionando. De hecho, Claudia creyó que viviendo juntos
se sentiría más tranquila y que la cuestión se pondría en orden y se arreglaría, pero no ha sido así. Ha ocurrido todo lo

contrario: su relación ha empeorado mucho en los últimos doce meses.

—Él se muestra muy distante —afirma la chica—. Incluso ha aceptado, sin consultármelo, un trabajo de arquitecto en Chicago y llevo muchos días sin verlo.

Porque resulta que, además, en el último semestre solo se han visto dos fines de semana largos. Por añadidura, en la última visita a Barcelona él fue muy contundente respecto a su situación sexual.

—Carme, tampoco te sabría explicar por qué no he pedido ayuda más pronto —confiesa Claudia—. Estaba convencida de que esto se pasaría tarde o temprano, pero cuando vi que la situación se alargaba tanto, se lo expliqué a la doctora.

Y es que hace tres meses que su médica de familia, después de constatar el resquemor de la joven, la derivó al ginecólogo y este a mi consulta. Iniciamos la terapia sexual con la práctica de los ejercicios de Kegel y de relajación, trabajo cognitivo y estrategias de desensibilización sistemática con la ayuda de dilatadores vaginales. Es tal vez el caso de vaginismo de mayor recorrido que he atendido como terapeuta, pero al cabo de un año y medio, combinando la terapia sexual con mucho apoyo psicológico y la separación definitiva de la pareja (que se había transformado en una historia muy tóxica), Claudia consiguió poder tener relaciones sexuales coitales con un hombre. Y en este caso también, una de las tareas de la paciente fue escribir una carta. Muy acertadamente, decía así:

*Querida vagina,*
*Ha llegado la hora de no ignorarte más y aceptarte con toda naturalidad. Se han acabado la angustia y la tensión que me generas [...] Debo aprender a conocerte, a conocernos mutuamente. Y tam-*

*bién debo entenderte como parte de mí que eres [...] En lugar de*
*verte como algo negativo, debo verte como algo agradable. Ahora*
*mismo, tienes que ser para mí el objeto de la satisfacción. Tienes que*
*ayudarme a superar este miedo irracional.*

Firmado: CLAUDIA

## Prevenir para curar

La mayoría de las personas evocan situaciones de placer y de bienestar cuando oyen la palabra *sexualidad*. Pero en algunos momentos del ciclo vital pueden aparecer problemas que dificulten las relaciones sexuales. Identificarlos y buscarles solución con rapidez puede evitar su agravamiento e incluso su cronificación.

Aunque desde la antigüedad se refieren trastornos sexuales, el hecho de que estén vinculados a una esfera tan íntima ha provocado que a menudo hayan quedado silenciados o se los haya relacionado con aspectos más oscuros de la salud.

Hay que destacar, sin embargo, que una correcta información sexual y, todavía mejor, una adecuada educación sexual, normalizada y recibida desde la infancia, previene dificultades relacionadas con este ámbito de la vida de las personas. Y como ya he comentado en otros capítulos, tener unos comportamientos saludables, es decir, una alimentación equilibrada, ejercicio moderado y no abusar de las drogas, aumentará las probabilidades de disfrutar de una buena salud sexual.

De todas formas, en cualquier momento de la vida pueden aparecer alteraciones sexuales. Las causas pueden estar relacionadas con aspectos orgánicos —por ejemplo, sufrir diabetes—, psicológicos —por ejemplo, el miedo a la intimidad— o socioeducativos —por ejemplo, una información sexual deficiente—. A menudo las causas son mixtas o multifactoriales, y por eso la terapia sexológica actual se inclina por las intervenciones desde el punto de vista biopsicosocial.

Este capítulo no quiere ser un vademécum para que te hagas una diagnosis rápida o se la hagas a alguien (pareja, amistad...), pero sí que tiene como objeto darte una información científica a la par que sencilla, porque, como decía Sócrates, «el conocimiento os hará libres», y estoy segura de que el gran filósofo estaría de acuerdo en incluir la parte sexual y la afectiva.

### *Breve clasificación de los trastornos sexuales*

1. **Trastornos del deseo:** deseo sexual inhibido, aversión sexual.
2. **Trastornos de la excitación:** disfunción eréctil, trastorno de la excitación sexual femenina.
3. **Trastornos del orgasmo:** eyaculación precoz, eyaculación retardada, aneyaculación, anorgasmia femenina.
4. **Problemas sexuales por dolor:** dispareunia, vaginismo.
5. **Otros:** trastornos sexuales debidos a enfermedades o a parafilias, inducidos por sustancias, etc.

# Dificultades sexuales en las mujeres

«Somos responsables de nuestro propio placer,
y también de resolver nuestras dificultades.»
CARMINA, 48 años

Trastornos, disfunciones, problemas… resulta difícil poner un título sin crear una gran alarma o la sensación de hacer más terrible lo que sospechamos que nos ocurre a nosotros o a otra persona. Como he explicado a lo largo del libro, las personas tenemos tendencia a categorizar y a hacer listas, porque en principio nos tranquiliza saber que podemos ponerle nombre a lo que nos sucede. También es cierto que a los y las profesionales nos ayuda mucho denominar a la hora de hacer el diagnóstico y de compartir conocimiento entre nosotros. Ahora bien, el hecho de que utilicemos una palabra u otra no agrava en sí lo que te ocurre, simplemente facilita la comunicación. Solo hay alguna que otra excepción; por ejemplo, si la palabra en cuestión ha pasado a ser utilizada como insulto. Y seguro que te ha venido a la cabeza el adjetivo *frígida* —según el diccionario, 'que sufre frigidez, incapacidad de la mujer para experimentar placer sexual y llegar al orgasmo'—, que ya hace años y años que no se utiliza en el argot sexológico científico, pero sí en el lenguaje coloquial y de manera peyorativa.

Una advertencia: aunque me basaré en clasificaciones profesionales, no te marearé mucho con definiciones ni conceptos demasiado científicos, porque siempre puedes ampliar tu información con manuales de sexología que encontrarás en la bibliografía.

¿CUÁNDO PUEDES LLEGAR A LA CONCLUSIÓN DE QUE TE EN-
CUENTRAS ANTE UNA DIFICULTAD SEXUAL?
Pues cuando no estás disfrutando de tu sexualidad como te gustaría hacerlo. El trastorno ha de darse con una cierta persistencia y te ha de causar malestar, angustia o dificultad en las relaciones interpersonales. De todas formas, las expectativas tienen que ser realistas y aquí es muy importante tener una información sexual veraz y alejada de determinados estereotipos nocivos de los que, como ya hemos visto en otros capítulos, la sexualidad está llena.

Y otra premisa: por mi experiencia, a la hora de resolver o mejorar cualquier problemática sexual es mucho más importante una actitud adecuada y una buena predisposición que la gravedad de la disfunción. He visto a personas que sufrían un trastorno relativamente leve en sus inicios pero que, por demorar en exceso la demanda de ayuda o manifestar desidia durante la terapia, han acabado estropeando una buena relación de pareja o sufriendo más de lo necesario (¿recordáis a Claudia al comienzo de este capítulo?). No hay nada que me asuste más como terapeuta que el que llegue una pareja o una persona a consulta, se siente en la silla y pronuncie la maldita frase: «Al venir aquí estamos/estoy quemando el último cartucho».

## No llego al orgasmo

O, como explican la mayoría de las mujeres que llegan a consulta por problemas de anorgasmia: «No sé si llego». Y mi respuesta es: «Si no lo sabes, es que no has llegado».

Aquí hay que hacer una diferenciación entre las mujeres que nunca han llegado a un orgasmo, las que llegan en una situación y en otras no, y las que tenían orgasmos y los han dejado de tener. La primera es la modalidad más frecuente, la segunda está muy relacionada con actitudes y desinformación de la respuesta sexual y en la tercera hay que descartar factores orgánicos o hechos traumáticos.

Las causas suelen ser psicosociales, aunque hay que tener en cuenta que la falta de orgasmos puede ser consecuencia de una enfermedad médica —por ejemplo, una lesión medular o una diabetes—, el efecto secundario de un fármaco —como un antidepresivo— o el abuso de determinadas drogas —como el alcohol—. Siempre que te diagnostiquen cualquier enfermedad y te receten cualquier fármaco, es muy importante que le preguntes al médico o médica si puede afectar a tu respuesta sexual. Ya sé que tal vez te predisponga a tener el efecto secundario, pero, poniéndote las gafas optimistas, podrás adelantarte a algunas consecuencias adversas.

Si has leído los capítulos anteriores, te habrás dado cuenta de que el autoconocimiento sexual es la clave para una sexualidad placentera. En el caso de una mujer que nunca haya llegado a un orgasmo es esencial que inicie un proceso de autoestimulación, acompañado de una erotización con fantasías sexuales que después se extenderá a la relación en pareja. Resulta de mucha ayuda la utilización de vibradores para conseguir los primeros orgasmos y también algunas estrategias de control de la ansiedad.

Por ejemplo, Sandra, una mujer de 43 años, me explica en su primera visita que cree que no ha llegado nunca al orgasmo. Es médica, está casada desde hace 13 años y tiene un hijo.

—Solo he tenido una pareja sexual, mi marido —dice—. Aunque en la adolescencia salí con un compañero de clase, ¡al que dejé cuando se le ocurrió tocarme los pechos!

Ocasionalmente, Sandra ha tenido intensas sensaciones de

placer con su pareja, pero le parece que eso no es exactamente un orgasmo.

—Tampoco me he masturbado nunca —explica—. ¿Y fantasías sexuales? Tampoco. Bien, hasta que una amiga me regaló un libro erótico y ahora de vez en cuando tengo alguna.

—¿Cómo te defines, Sandra? —le pregunto.

—Como católica, pero no muy practicante.

La médica también reconoce que hasta no hace mucho no ha hablado de sexo con sus amistades: «Creo que mi educación sexual estuvo muy centrada en los aspectos negativos».

Este sería un caso habitual de anorgasmia primaria. Una educación sexual centrada en los peligros, y en la actitud negativa hacia los hombres en general, dificulta ese abandono tan necesario en la consecución de un orgasmo.

## Fingir orgasmos

Algunas mujeres, para no defraudar a sus parejas, inician un proceso de fingimiento de orgasmos. Y aquí quiero abrir un paréntesis: algunos estudios indican que el 90% de las mujeres ha fingido alguna vez un orgasmo. El hecho de fingirlo de manera ocasional no es un problema. A veces, por cansancio, por aburrimiento o porque la pareja ocasional no acaba de tener mucha pericia sexual o no nos acaba de convencer, fingir un orgasmo nos puede facilitar una salida airosa e incluso compasiva. Ahora bien, cuando fingir se convierte en lo habitual con una pareja estable o con las parejas ocasionales que vas teniendo, sí que convendría una revisión de los factores que te están predisponiendo a no llegar al clímax: falta de comunicación sexual, incapacidad para manifestar tus deseos sexuales, monotonía en las relaciones sexuales, miedo a perder el control… Y, por cierto, nunca es tarde para iniciar una capacitación orgásmica. Montse, de 52 años y ama de casa, nunca había llegado a un orgasmo, pero llevaba treinta años fingiéndolos. Tan pronto como se sentó en la silla de mi despacho soltó: «Vengo porque me tienes que enseñar a tener orgasmos, estoy cansada de fingir. Pero no quiero que mi marido se entere, porque no soportaría confesarle que le he mentido durante tanto tiempo».

Otro caso interesante es el de Nieves, de 32 años y comercial en una gran multinacional. Aunque acude al centro con su pareja, él no quiere entrar en la consulta porque deja claro (a todo el mundo) de quién es el problema:

—El problema es de ella... y es ella quien lo tiene que solucionar.

Una vez a solas, Nieves me explica que nunca había tenido la sensación de tener un problema sexual hasta que empezó a salir con Alberto (su marido). Siempre ha tenido orgasmos por estimulación del clítoris, sola o con otros hombres. Pero desde que vive con Alberto, él la presiona para que tenga un orgasmo durante la penetración. Ella le ha explicado que hay mujeres que no llegan al orgasmo por vía vaginal, pero él le contesta que de todas las amantes que ha tenido es la única vez que se ha encontrado con una situación así, y encima echa balones fuera:

—Nieves, amor —recalca Alberto—. Si no consigues el orgasmo cuando te penetro, algo tienes... algo te ocurre.

Ante una respuesta tan poco edificante, Nieves se encuentra desconcertada e intimidada, e incluso, últimamente, tiene menos deseo sexual: «Tengo la sensación de que cada vez que follamos es un examen de final de curso, que además no consigo aprobar».

Resulta difícil convivir con una pareja culpabilizadora y, además, como era el caso, con una falta de información sexual veraz. Pero las parejas que se sienten hiperresponsables de la sexualidad de la mujer tampoco lo ponen fácil, porque se culpabilizan ellos cuando también hay parte de responsabilidad de la mujer. Recuerda que ya he comentado que cada persona es responsable de su propio placer.

Por otro lado, el hecho de tener relaciones sexuales con otra mujer no significa que todo el monte sea orégano. También he visitado a lesbianas que no llegaban al orgasmo, y curiosamente el malestar de sus parejas era un poco más acusado que en las parejas heterosexuales, pues, como manifestó una de ellas, molesta: «Pues no lo entiendo, si le hago todo lo que yo me hago a mí misma, pero ni así llega». Esta mujer se olvidaba de que todas las personas somos únicas y de que tenemos un mapa sexual singular, además de que la alta presión a la que sometía a su pareja dificultaba su abandono para poder conseguir la gran O.

## Mi pareja no me puede penetrar

Es una de las problemáticas sexuales que provoca más angustia y sensación de enfermedad, porque las mujeres que sufren vaginismo son conscientes de que algo extraño sucede en sus genitales. Su ansiedad, y la de su pareja, aumentan considerablemente cuando desean tener una criatura. El *vaginismo* es la contracción involuntaria de la musculatura que envuelve la abertura de la vagina y su tercio externo. Destaco lo de *involuntaria* porque a más de un hombre le he tenido que parar los pies cuando ha insinuado que su pareja lo hacía «queriendo». Esta contracción involuntaria les imposibilita tener relaciones con penetración, pero también la introducción de dedos, tampones o espéculos. Como muchas mujeres explican, o incluso lo dibujan: es como tener un muro, una pared, una muralla infranqueable a la entrada de la vagina.

Hay causas orgánicas que pueden provocar el vaginismo, como un himen más grueso de lo normal o muy rígido, endometriosis, inflamaciones pelvianas..., que siempre deben ser descartadas por un ginecólogo o ginecóloga.

La mayoría de las mujeres que consultan suelen sufrirlo desde el inicio de sus relaciones sexuales, y las causas suelen estar relacionadas con hechos graves como haber sido abusada sexualmente, pero también con otros, como un miedo excesivo al embarazo o a unas primeras relaciones dolorosas. Los intentos que reiteran la imposibilidad de penetración o el dolor que sienten al obligarse a hacerlo incrementan cada vez más el miedo. Algunas parejas se adaptan a la situación durante un tiempo, abandonando la penetración y practicando otras conductas sexuales, pero con la sensación de tener encima una espada de Damocles, que se evidencia del todo cuando quieren tener una criatura. Incluso algunas parejas han sido derivadas desde una clínica de fertilidad porque habían consultado los tratamientos como alternativa a no poder hacerlo de manera «natural».

Rebobinemos...
Ahora quiero que hagas memoria y recuerdes a la enfermera de urgencias del capítulo 8 (Esther). Es un caso muy curioso de vaginismo secundario, pero los más habituales suelen darse por complicaciones de lesiones, secuelas medicoquirúrgicas, etc., que, aunque se acaben curando, pueden generar un temor que ocasione la contracción vaginal e impida la penetración. Suelen requerir un tratamiento muy parecido al vaginismo primario.

Un toque de atención que pienso que hay que dar: las lesbianas también pueden sufrir de vaginismo. Como me soltó una paciente, «Yo también quiero tener la posibilidad de utilizar un tampón o un dildo y hacerme la revisión ginecológica sin tener que sufrir tanto».

Para terminar, una buena noticia: es una disfunción con un buen pronóstico en manos de profesionales expertos y pacientes motivadas.

### ME DUELE

Si bien la diferencia entre vaginismo y dispareunia —dolor genital recurrente o persistente asociado a la relación sexual— a veces no está tan clara, porque ambas tienen en común el dolor, en el vaginismo la penetración es imposible, mientras que en la dispareunia es posible, aunque con molestias e incomodidad.

Si el malestar es circunstancial, puede deberse a una lubricación inadecuada porque no estás suficientemente excitada. Como ya se ha comentado en capítulos previos, la utilización de jabones inadecuados o desodorantes íntimos puede provocar irritaciones de la zona vulvar. También hay que tener muy en cuenta que no te encuentres en alguna de las dos situaciones más propensas a la sequedad vaginal: el posparto y la menopausia.

La dispareunia está más asociada a factores orgánicos que psicológicos, y se debe a infecciones de la vulva o la vagina provocadas por bacterias, hongos o virus: cándidas, tricomonas, clamidias, HPD... que, como sabes, requieren tratamientos médicos específicos.

Otras causas orgánicas que producen dolor son el síndrome de vestibulitis vulvar, la endometriosis, el síndrome uretral, la cistitis intersticial... Ante cualquier malestar durante la relación sexual es preciso que consultes a tu médico o médica especialista para que haga un diagnóstico y te recomiende el tratamiento más adecuado.

No TENGO GANAS

El deseo sexual inhibido o hipoactivo es el talón de Aquiles de la sexología. Es la causa por la que consultan más mujeres, aunque últimamente la cantidad de hombres que acuden por falta de deseo está aumentando significativamente. La definición que considero más adecuada para el trastorno de deseo sexual hipoactivo es la de Rosemary Basson: «Deficiencia o ausencia persistente o recurrente de fantasías o pensamientos sexuales o deseo de receptividad a la actividad sexual que causa notable preocupación personal o dificultades interpersonales». Cabe destacar «el deseo de receptividad», es decir, el deseo de aceptar una relación propuesta por la pareja, no «las ganas de iniciar», porque para esta sexóloga la sensación «sexualmente neutra» al comienzo de una experiencia sexual es un hecho normal. Si recuerdas, en el capítulo 2 estaba catalogado como deseo reactivo.

Hay que aclarar que a veces las dificultades se deben a una diferencia de criterio respecto a la cantidad de relaciones sexuales entre los miembros de la pareja. Por ejemplo, la mujer tiene deseo, pero con una vez a la semana se queda del todo satisfecha, mientras que su pareja tiene más deseo y le gustaría hacerlo tres veces. Aquí es muy importante enseñar a los dos a negociar de manera colaborativa: han de llegar a un consenso, pero ganando ambos con la decisión final. Continuando con el ejemplo: ella accede a tener una relación sexual más a la semana a cambio de que él la compense con alguna actividad que a ella le guste mucho o que se haga cargo de otra que no le guste nada. Acaso pienses que esto es demasiado racional, pero recuerda que la sexualidad puede ser tan programada como una cata de vinos o asistir a una buena obra de teatro.

Hay causas orgánicas que pueden estar ocasionando un trastorno del deseo, como enfermedades (diabetes, hipertensión…), alteraciones hormonales, trastornos psicoafectivos, los efectos secundarios de determinados fármacos, el abuso de drogas… Hay que tener en cuenta que en la menopausia natural y también en la quirúrgica se dan alteraciones hormonales que pueden afectar al deseo y al estado de ánimo general. Por lo tanto, siempre se han de descartar y, si existen, valorar cómo afectan directamente a la falta de deseo y de qué modo podemos minimizar sus efectos con tratamientos farmacológicos o con otras terapias.

Muchas mujeres, y también sus parejas, vienen buscando una pastilla que de manera mágica les haga venir ganas de tener relaciones sexuales. Y eso no existe, hoy por hoy… y creo que costará que llegue. Seguramente has oído hablar de la «viagra femenina», una expresión desafortunada porque no tiene nada que ver con el funcionamiento de la viagra masculina. La flibanserina, el primer fármaco para tratar el bajo deseo sexual femenino, aprobado en EE.UU., actúa sobre el sistema nervioso central y hay que tomarla diariamente durante un determinado período de tiempo para notar sus efectos. El sildenafil (Viagra®), en cambio, actúa sobre el mecanismo de erección y solo se toma un rato antes de la relación sexual, pero no actúa sobre el deseo. De hecho, si un hombre no tiene deseo sexual, el sildenafil no tendrá ningún efecto. De todas formas, y aunque me parece positivo que se investigue sobre la cuestión del deseo sexual en mujeres y hombres, se trata de un fármaco con una cierta efectividad, pero quizá no toda la que sería necesaria.

Atención a este caso: Ángela tiene 45 años y es jefa de gestión de una empresa pública. Llega a mi despacho muy agobiada por su relación de pareja. Bien, mejor dicho, por su relación sexual. Hace seis años que convive con Juan, un subordinado suyo con quien hace un cuarto de siglo que trabaja (y desde el comienzo, con una compenetración excelente).

Ambos se separaron de sus respectivas parejas con poco tiempo de diferencia e iniciaron una relación, más sexual que afectiva, después de una cena de empresa.

—Tengo muy claro que Juan es muy sexual —dice—. Precisamente fue uno de los motivos que provocaron la ruptura con su pareja anterior.

Y ella, hasta hace un año, le seguía muy bien el juego, pero últimamente no puede. Me explicita que «prefiero jugar una partida al Candy Crush que irme a la cama con él, porque ya no noto aquellas mariposas en el estómago».

Incluso ha empezado a sentir cierta angustia cuando Juan se le acerca con besos y caricias. Tiene miedo de que la relación de pareja comience a ir mal en otros aspectos: «Y me sabe mal, ¿eh? Porque la relación que Juan tiene con mi hijo, con una discapacidad severa, es muy buena».

Después de descartar ninguna causa orgánica, trabajé con ella aspectos como las fantasías y los pensamientos sexuales, así como la relación entre el deseo sexual y el estado de ánimo y el estrés, modificando conceptos erróneos sobre las sensaciones de deseo y dándole estrategias para atender y concentrarse sin juzgar antes y durante la relación sexual (plena atención sexual). Y con ambos, superar la autoexposición (parejas que pasan demasiado tiempo juntos y que siguen una rutina muy marcada) y llegar a acuerdos para fortalecer la intimidad.

Algunos casos parecidos al de Ángela pueden acabar en aversión sexual: las quejas y la presión de la pareja se vuelven habituales. Él se siente culpable al tiempo que desatendido, y acaba por obsesionarse con las relaciones sexuales, lo que aumenta todavía más el deseo y las demandas. Ella establece una fuerte ansiedad por anticipación que le provoca somatizaciones y mucho malestar. Para romper este recorrido del deseo inhibido a la aversión resulta imprescindible trabajar con los dos miembros de la pareja, conjuntamente y por separado.

De todas formas, no tener deseo no implica que haya una situación patológica. A veces los estímulos externos que provocan el deseo no son los adecuados para motivar la respuesta. Y si los estímulos cambian, el deseo puede aumentar. Por eso, en las relaciones monógamas la calidad de la relación de pareja tiene más importancia que su duración, y «cultivar» esta calidad requiere un esfuerzo que muchas personas no creen que hayan de realizar, o bien no quieren.

Y en las antípodas del deseo sexual hipoactivo tenemos la hipersexualidad —llamada coloquialmente *adicción al sexo*—. Es decir, personas que tienen un deseo sexual descontrolado que les lleva a conductas de riesgo y que interfiere de manera importante en su vida laboral y personal. No tiene nada que ver con ser muy sexual ni tener una gran actividad sexual. Aunque es una problemática que sufren mucho más los hombres, de vez en cuando aparece alguna mujer en consulta con conductas compulsivas y ausencia de autocontrol respecto a su sexualidad. Como se suele decir, «en todas partes cuecen habas».

## ME DA ASCO

En la aversión sexual el rechazo de las relaciones sexuales provoca un estado de evitación y angustia y se rehúsa de manera sistemática todo tipo de contacto erótico. Está muy relacionada con abusos sexuales o violencia sexual en la infancia, adolescencia o edad adulta, y también asociada a fobias sexuales concretas, como el asco al semen, a los olores genitales o a estar desnuda. Las causas son psicológicas y se suelen tratar como una fobia, pero con estrategias sexuales individuales y en pareja, si la hay.

Xènia, de 27 años y diseñadora de ropa, no puede soportar que su pareja la toque. Hace seis meses que salen y ella está muy afectada. Se siente muy enamorada y de hecho ha tardado bastantes años en decidirse a salir con otro chico porque pensaba que así habría olvidado a su primera pareja. Cuando le pregunto por su anterior relación, antes de poder articular palabra empieza a llorar y explica tres años de malos tratos psicológicos y físicos y de violencia sexual. Ella pensaba que el tiempo habría curado todas sus heridas, porque ya hace siete años que su primera pareja la dejó.

Como he comentado en el apartado anterior, una falta de deseo sexual y la presión insistente de la pareja por tener relaciones pueden acabar provocando una aversión sexual. De hecho, muchos expertos relacionan la falta de deseo, la aversión sexual y el trastorno de excitación como estadios que a veces se superponen.

### No me excito o me excito cuando no toca

Son los dos polos opuestos de la excitación: uno es el trastorno de la excitación sexual y el otro el trastorno de la excitación sexual persistente.

En el trastorno de la excitación sexual existe una dificultad para obtener o mantener la lubricación vaginal y la tumefacción de los genitales hasta la finalización de la actividad sexual. Es decir, la mujer tiene la sensación de que no lubrica lo suficiente o que su vagina y su clítoris no reaccionan como sería conveniente. A veces esta sensación se corrobora con lo que pasa en sus genitales, pero en otras ocasiones no es así. Como he comentado antes, se relaciona mucho con el trastorno del deseo y también hay que tener muy en cuenta el ciclo vital de la mujer. Como no me cansaré de repetir a lo largo del libro, si tienes cambios persistentes que te causen malestar o dificultades en tus relaciones consulta con una o un profesional sanitario de confianza.

Sobre el trastorno de la excitación sexual persistente, habrás leído o escuchado alguna noticia sensacionalista al respecto, del tipo «El castigo de tener 100 orgasmos al día». Resulta que, sin deseo ni interés sexual, se produce una espontánea excitación sexual que puede persistir durante minutos, horas o días y que no desaparece después del orgasmo. No se conocen bien sus causas, aunque no sufras, no es muy frecuente.

## ME EXCITO CON ESTÍMULOS NO MUY «NORMALES»

Y pongo la palabra *normal* entre comillas porque habría que diferenciar entre filias y parafilias: las filias sexuales, en su vertiente suave, son las preferencias sexuales diferentes, y a veces raras, que las personas tenemos para complementar la sexualidad normativa (por ejemplo, que te guste tener relaciones sexuales en lugares poco frecuentes). En cambio, si se tiene muy desarrollada esta tendencia y tanto la excitación sexual como el orgasmo solo se pueden dar ante un objeto sexual concreto —por ejemplo, la ropa interior— o un acto sexual determinado —por ejemplo, provocar dolor—, estamos ante una parafilia.

Algunas filias forman parte del abanico de expresiones sexuales que las personas tenemos para incorporar variaciones eróticas al ritual sexual, como determinado tipo de ropa interior o tener relaciones sexuales con las cortinas corridas y la luz encendida. Ahora bien, la persona que sufre una parafilia real se ve condicionada continuamente por la idea de conseguir la satisfacción sexual y puede poner en riesgo otros aspectos de su vida, como su relación de pareja o su trabajo. Además, hay que tener en cuenta que determinadas parafilias, que antes se denominaban *perversiones*, si no quedan en la fantasía y se llevan a la práctica son delitos, por ejemplo la pedofilia.

Si los pensamientos parafílicos son recurrentes y la realización de la conducta parafílica está poniendo en riesgo aspectos de tu vida personal o social o de las personas de tu entorno, es el momento de pedir ayuda. Muchas personas no son conscientes de su gravedad y son familiares o amistades, o incluso la justicia, cuando se ha cometido un delito, quienes proponen o facilitan la ayuda.

### TENGO DUDAS SOBRE MI ORIENTACIÓN SEXUAL

Mujeres a quienes cuesta aceptar que se sienten atraídas por otra mujer cuando hasta entonces se habían sentido atraídas solo por hombres. Mujeres que habían salido del armario y se enamoran de un compañero de trabajo. Mujeres que no tienen muy claro por qué sexo se sienten atraídas. Mujeres que necesitan que se les dé permiso para sentir atracción por otra mujer. Cuando todo esto provoca un embrollo mental importante, a veces vienen a consulta a intentar aclararse.

Noemí tiene 25 años y es la encargada de una tienda de ropa. Está muy preocupada porque no se lo pasa muy bien en las relaciones sexuales con su actual pareja, Muriel. Hasta hace un año, Noemí había tenido siempre relaciones sexuales con chicos. Según ella, nunca se había enamorado de ninguno, pero lo pasaba bien sexualmente e incluso había tenido alguna relación de más de un año de duración. A Muriel la conoció porque era cliente de la tienda desde hacía tiempo. En un principio, cuando Muriel se le insinuó, ella no tenía muy claro si quería iniciar una relación con una mujer, pero «me lancé porque pensaba que no perdía nada con ello».

La relación afectiva es muy buena, e incluso Noemí ha experimentado una emoción que nunca había tenido hasta ahora, pues siente celos si alguna otra chica se interesa por su pareja. Pero afirma:

—Las relaciones entre lesbianas son muy aburridas… no lo paso nada bien. Tal vez solo me gusta la compañía de Muriel, pero no soy lesbiana cien por cien.

Después de trabajar los estereotipos y los prejuicios respecto a las relaciones homosexuales, la erotización de sus relaciones con Muriel, con la ayuda de literatura y de algún juguete sexual, y la mejora de la comunicación sexual entre ambas, sus relaciones sexuales mejoraron satisfactoriamente.

### NO ME IDENTIFICO COMO MUJER

Si hay una variación sexual en que los grises adquieren una importancia esencial, esta es seguramente la transexualidad. La identidad vivida, el tránsito hacia el género sentido (con hormonas, cirugía…) y la aceptación propia y del entorno más cercano, pero también de la sociedad en general, son algunos de los aspectos capitales a trabajar para una persona transexual.

Hay que tener en cuenta que cada persona transexual es diferente y decide hasta dónde quiere llegar en su proceso de reasignación sexual, y los y las profesionales que podemos intervenir (psicoterapeutas, endocrinos, cirujanos, ginecólogos…) intentamos ayudarla y acompañarla para que el tránsito sea lo menos traumático posible. En muchas comunidades autónomas existen desde hace unos años, en determinados hospitales públicos, unidades de transexualidad e identidad de género para atenderlas de manera integral y multidisciplinar.

## Malas experiencias sexuales

Desgraciadamente, el hecho de ser mujer ya nos predispone más fácilmente a sufrir algún tipo de actividad sexual sin nuestro consentimiento o libre de elección consciente. Si no puedes dar tu consentimiento, por ejemplo porque estás inconsciente o bajo los efectos del alcohol o cualquier otra sustancia, o el agresor te presiona, te amenaza o te engaña para obtenerlo, no puedes ejercer tu libertad sexual.

Hay muchas definiciones de violencia sexual, pero me quedo con la de la OMS porque es muy amplia, al mismo tiempo que concreta: «Todo acto sexual, la tentativa de consumar un acto sexual, los comentarios o insinuaciones sexuales no deseados, o las acciones para comercializar o utilizar de cualquier otro modo la sexualidad de una persona mediante coacción por otra persona, independientemente de la relación de esta con la víctima, en cualquier ámbito, incluidos el hogar y el lugar de trabajo».

Y para que quede todavía más claro, la violencia sexual incluye (aunque no se limita a) lo siguiente:

- Violación en el matrimonio o en citas amorosas.
- Violación por desconocidos o conocidos; insinuaciones sexuales no deseadas o acoso sexual (en la escuela, el lugar de trabajo, etc.).
- Violación sistemática, esclavitud sexual y otras formas de violencia particularmente comunes en situaciones de conflicto armado (por ejemplo, fecundación forzada).
- Abuso sexual de personas física o mentalmente discapacitadas.
- Violación y abuso sexual de niños y niñas.
- Formas «tradicionales» de violencia sexual, como el matrimonio o la cohabitación forzados o la «herencia de viuda».

Siempre les explico de manera muy taxativa a mis pacientes víctimas de cualquier tipo de violencia sexual que el único culpable es siempre el agresor. El hecho de llevar una determinada ropa o encontrarte en un determinado lugar o que él sea tu pareja no justifica de ningún modo la conducta del agresor, aunque ya sé que persisten muchos mitos alrededor de las agresiones sexuales que intentan culpabilizar a la víctima y que, especialmente las mujeres, no deberíamos suscribir jamás.

También quiero aclarar que, afortunadamente, es posible superar cualquier forma de violencia sexual y no tiene por qué dejar secuelas emocionales ni sexuales. Si bien depende de muchas variables, una intervención temprana y adecuada resulta decisiva para superar la agresión sexual.

## Cuando tu pareja tiene un problema sexual

En los anteriores apartados te he expuesto casi todas las dificultades con las que te puedes encontrar tú misma, pero también puede ser que sea tu pareja quien presente el problema sexual.

Hay que diferenciar si la pareja es esporádica o estable. En las relaciones esporádicas no hay que darle mucha importancia y se ha de intentar empatizar con la situación del otro. Cualquiera puede sufrir puntualmente una dificultad sexual: las mujeres no llegar al orgasmo y ellos perder la erección.

En la pareja estable la reacción será diferente si la mujer tenía o no un buen nivel de satisfacción sexual anteriormente. En el primer caso, a menudo se muestran tan ansiosas y angustiadas como ellos y presionan para que busquen una solución sin respetar el tiempo que tal vez él necesite. Si, en cambio, no hay un buen nivel de satisfacción, acaban evitando las relaciones sexuales y se escudan en la idea de que «el sexo no es tan importante en una relación de pareja». A lo mejor lo ideal sería un término medio: comentarlo con él, pero sin presionar en exceso, y que la mujer le explique en primera persona cómo se siente ella y le manifieste sus miedos y cómo todo ello la está afectando también.

De todas formas, si el hombre demora en exceso la búsqueda de soluciones, se puede producir un distanciamiento sexual y emocional en la pareja y que, cuando decidan recurrir al especialista, la mujer no se muestre colaboradora porque ya haga tiempo que ha tirado la toalla.

Alicia, maestra de 30 años, acude a la consulta con su pareja, Raquel, educadora social de 36, porque no ha experimentado nunca un orgasmo. Alicia se siente muy mal porque la situación está generando mucho malestar entre ambas. Hace dos años que son pareja y un año que viven juntas. En general, la relación de pareja es buena, pero se está enturbiando mucho últimamente. Alicia ha acabado con desgana sexual y a menudo rechaza las relaciones sexuales cuando Raquel se las propone. En un momento de la sesión, Raquel manifiesta su desconcierto: «No entiendo por qué no llega al orgasmo, si yo le hago todo lo que a mí me hace llegar».

Como te puedes imaginar, lo primero que había que trabajar era la confusión que Raquel tenía con su cuerpo y el de su pareja: el hecho de que tuviesen el mismo sexo no significaba que fuesen idénticas respecto a la sexualidad.

Tanto si tu pareja es un hombre como si es una mujer, la comunicación es la mejor vacuna para impedir que cualquier problema sexual se cronifique y provoque todavía más malestar a los dos.

Generalmente, suele ser un buen pronóstico el hecho de que la pareja acuda junta a buscar ayuda. Es uno de los miembros quien tiene el síntoma de la disfunción, pero la sufren ambos, por lo que en la solución también se han de implicar los dos. Es muy importante que en la consulta o en la terapia la pareja de la persona que sufre la disfunción también cuente con su espacio para explicar sus sensaciones y malestares, y trabajarlo individualmente con el o la profesional.

## Disfunciones afectivas o relaciones tóxicas

Aunque este libro está centrado en la sexualidad y las relaciones sexuales, no puedo dejar de lado que la relación de pareja siempre se mete en la cama de uno u otro modo. De hecho, si existen disfunciones afectivas o de relación, estas terminan incidiendo negativamente en la relación sexual.

Seguro que estás de acuerdo conmigo en que los pilares de una relación de pareja son el amor, la confianza, el respeto y la aceptación. Pues esto, que la gran mayoría de las personas suscribe de una manera teórica, no todas son capaces de ponerlo en práctica.

La mayor parte de las disfunciones afectivas están provocadas por una interpretación errónea de lo que son las relaciones de pareja. Algunas pueden tener su origen en una psicopatología, pero la gran mayoría son fruto de una deficiente educación afectiva, basada en el paradigma del amor romántico.

Este paradigma refuerza en las mujeres actitudes y conductas de sacrificio, abnegación y entrega excesiva en pro del éxito de su relación amorosa. Debemos cuestionarnos constantemente los modelos que de las relaciones de pareja nos ofrecen novelas, películas, series, publicidad…, pero también nuestras acciones y nuestro lenguaje, para no estar perpetuando en nosotras mismas y en nuestro entorno relaciones tóxicas.

| Mitos del amor romántico (recopilados por la Fundación Mujeres) | |
|---|---|
| GRUPO 1 | GRUP 2 |
| «El amor todo lo puede»<br><br>Falacia del cambio por amor<br>Mito de la omnipotencia del amor<br>Normalización del conflicto<br>Creencia en que los polos opuestos se atraen y entienden mejor<br>Mito de la compatibilidad del amor y el maltrato<br>Creencia en que el amor «verdadero» lo perdona/aguanta todo | «El amor verdadero está predestinado»<br><br>Mito de la media naranja<br>Mito de la complementariedad<br>Razonamiento emocional<br>Creencia en que solo hay un amor «verdadero» en la vida<br>Mito de la perdurabilidad, pasión eterna o equivalencia |
| GRUPO 3 | GRUPO 4 |
| «El amor es lo más importante y requiere entrega total»<br><br>Falacia del emparejamiento y la conversión del amor de pareja en el centro y la referencia de la existencia<br>Atribución de la capacidad de dar la felicidad<br>Falacia de la entrega total<br>Creencia de entender el amor como despersonalización<br>Creencia en que si se ama hay que renunciar a la intimidad | «El amor es posesión y exclusividad»<br><br>Mito del matrimonio<br>Mito de los celos<br>Mito sexista de la fidelidad y de la exclusividad |

# Celos

Los celos son una respuesta emocional que surge ante la idea de la pérdida de la atención de la persona amada. Uno de los mitos del amor romántico más aceptados es que los celos son una demostración de amor. En palabras de una joven en un taller sobre mitos del amor romántico, «si tu pareja no siente celos, es que pasa de ti».

Los celos provocan una gran toxicidad en la pareja porque son una fuente de conflicto, dolor e insatisfacción, tanto para la persona celosa como para su pareja. El celoso tiene un perfil psicológico que incluye una baja autoestima e inseguridad, altas necesidades de afecto y aprobación externas, demanda de ser querido de manera incondicional y exclusiva, egoísmo y desconfianza.

Si tu pareja es celosa no cedas ante todas sus demandas y pon límites. En una relación de pareja hay que hacer concesiones, pero también es imprescindible tener un espacio personal, unas amistades propias y decidir por ti misma determinados aspectos de tu vida, como la ropa, las aficiones, etc. No tienes por qué justificar todas y cada una de tus acciones. No te dejes interrogar y no cedas ante el chantaje emocional. Intenta dialogar con él, explicándole cómo te sientes, y llegar a acuerdos. Pero si ves que no es posible, buscad ayuda profesional.

Si la celosa eres tú, reflexiona sobre la causa de esta emoción negativa: ¿tienes miedo a que te abandone o a estar sola? ¿Te sientes insegura y crees que no estás a la altura de tu pareja? ¿Tienes la sensación de que te pertenece? Intenta dar libertad a tu pareja sin estar cuestionando constantemente si estará con alguien más y acepta que las relaciones no tienen por qué ser para toda la vida. De todas formas, si te sientes sobrepasada por tus emociones negativas, busca apoyo en personas de tu entorno o en servicios especializados.

## Dependencia emocional

Si te da un miedo terrible la soledad y no concibes la vida sin estar en pareja, tienes muchos números para ser una «yonqui emocional». Las personas que sufren dependencia emocional priorizan su relación de pareja por encima de cualquier otra cosa, idealizan en exceso a su pareja y se someten a ella. Si sospechan que puede haber ruptura, entran en pánico y las conductas de subordinación aumentan. El problema es que estas personas van encadenando relaciones de tipo dependiente y, por lo tanto, escogen parejas dominantes, posesivas y egoístas, con una probabilidad muy alta de que sean maltratadores físicos o psicológicos. He conocido a mujeres, y también a algún hombre, que parece que coleccione parejas cada vez más déspotas y desconsideradas, y que se excusan constantemente con frases del tipo «No le conoces del todo bien, porque me quiere muchísimo», «Aunque haya momentos malos, me llena la vida y no soy nada sin él» o «Yo soy la gran responsable de lo que pasa, porque no hago lo correcto».

Si te identificas con este patrón, lo más importante es reconocer el problema y buscar ayuda terapéutica para superar tu dependencia emocional, aprendiendo a vivir sola con una autoestima mejor y siendo consciente de que tienes capacidades para salir adelante.

## Violencia

En este apartado me basaré en el concepto denominado *violencia contra las mujeres*, *violencia de género* o *violencia machista*: «Es todo acto de violencia basado en la pertenencia al sexo femenino que tenga, o pueda tener como resultado, un daño o sufrimiento físico, sexual o psicológico para las mujeres, incluyendo las amenazas de estos actos, la coacción o la privación arbitraria de libertad, tanto si se produce en la vida pública como en la privada» (*Declaración sobre la eliminación de la violencia contra la mujer*, resolución de la Asamblea General de las Naciones Unidas 48/104, del 20 de diciembre de 1993).

Elementos clave de esta definición:
- El factor de riesgo es ser mujer.
- Incluye agresiones físicas, psicológicas o sexuales, así como las amenazas de estos actos.
- Estas agresiones pueden darse en el ámbito público y en el privado.
- Su objetivo es mantener la subordinación de la mujer al hombre («no busca destruir, eliminar»).

Solo quiero apuntar este tema porque no lo podía pasar por alto al tratar la cuestión de la relación de pareja. Como puedes imaginarte, una sexualidad gratificante y lúdica es difícil que tenga cabida en una relación donde la violencia está presente día sí día también, exceptuando las microfases que se denominan «de luna de miel» y que pueden darse de vez en cuando en este tipo de relación.

Si crees estar inmersa en una relación violenta, pide ayuda y busca apoyo a través de los servicios y recursos que la mayoría de las comunidades autónomas tienen para la atención a las mujeres que pasan por situaciones de violencia: telefónicos, vía internet, presenciales…

## FAQs
### (Preguntas frecuentes hechas a una sexóloga en los últimos 20 años)

**Si hay amor entre la pareja es difícil que aparezcan disfunciones sexuales, ¿verdad?**
Un problema sexual puede aparecer por muchas causas y en

cualquier momento del ciclo vital. Lo que sí ayuda a su solución es no esconder la cabeza bajo el ala ni culpabilizar a la persona que lo sufre, sino hablarlo y buscar conjuntamente la solución, que a veces puede pasar por consultar a un profesional especializado en sexología.

**Mi pareja eyacula antes de que yo llegue al orgasmo y no sé cómo decirle que yo no me lo paso bien.**
En estos casos lo mejor es decirle la verdad y buscar entre los dos la solución. Analiza también si tú necesitas una estimulación más directa del clítoris antes, durante o después de la penetración, porque hay muchas mujeres que no llegan al orgasmo solo con la penetración. Ten en cuenta, asimismo, que además de la penetración existen otras conductas sexuales placenteras que podéis practicar.

**Mi pareja se queda sin erección durante la relación sexual. ¿Es impotente?**
Por lo que explicas, tu pareja está sufriendo algún tipo de disfunción eréctil y su causa puede ser psicológica, física o una mezcla de ambas. Lo más importante es que los dos habléis sobre el tema sin buscar responsables, sino para compartir vuestras angustias. Sería conveniente que consultaseis a un profesional de salud en general o de salud sexual para que haga un diagnóstico correcto y os pueda orientar en el tratamiento.

**Hace cinco años que tenemos relaciones sexuales, pero hace unos meses que no me apetece mucho. ¿Por qué me ocurre esto?**
En la falta de deseo sexual influyen factores como el estrés, los problemas laborales, los conflictos con la pareja, algunos medicamentos, el consumo de drogas... Tal vez estés pasando una

mala temporada en algún aspecto personal que te está afectando también en el terreno sexual. Analiza si alguno de los temas que te he enumerado puede estar relacionado con tu caso, y si ves que no mejora consulta con una persona profesional.

**Mi chica tiene la vagina apretada porque no consigo penetrarla, aunque lo hemos intentado de diferentes maneras. ¿Cómo se resuelve esto?**

Por lo que escribes, tu pareja puede sufrir vaginismo, que es la contracción involuntaria de los músculos perineales de la parte externa de la vagina ante la introducción de los dedos, el pene, tampones... Si descartamos las causas físicas, que son poco frecuentes, el vaginismo suele tener su origen en la creencia errónea de que las primeras relaciones sexuales son siempre dolorosas, el miedo a un embarazo no deseado, el temor a no estar preparada o segura para tener relaciones sexuales o a perder el control durante el coito, o haber vivido experiencias sexuales traumáticas (abusos sexuales o violaciones). En la mayoría de los casos se necesita un tratamiento especializado (terapia sexual), pero el índice de éxito terapéutico es muy grande y la mujer logra mantener relaciones coitales sin ningún tipo de problema.

**Creo que soy eyaculador precoz. He intentado pensar en cosas negativas para no eyacular tan pronto, pero no lo consigo. ¿Qué puedo hacer?**

Pensar en cosas desagradables o antieróticas no te ayudará a solucionar el problema. Intenta no estar tan pendiente del momento de la eyaculación, sino disfrutar de la situación, porque cuanta más ansiedad tengas, más rápido eyacularás. Si te angustia el tema y quieres un diagnóstico acertado, consulta con un profesional de la salud sexual.

**Mi chica no llega al orgasmo. ¿Qué puedo hacer para que lo tenga?**
Si es practicando la penetración, piensa que muchas mujeres no llegan al orgasmo de este modo, sino que necesitan una estimulación más directa del clítoris antes, durante o después de la penetración. Ten también en cuenta que a algunas les cuesta abandonarse al placer ante la pareja. Pregúntale cómo se masturba e incluso pídele que te explique o te enseñe cómo lo hace. Es muy importante que habléis sobre el tema y así seguro que encontraréis la manera de disfrutar los dos.

**Una amiga me ha recomendado una crema para llegar al orgasmo más rápido. ¿Es perjudicial utilizarla? ¿De verdad funciona?**
En el mercado puedes encontrar geles de conocidas marcas que potencian el orgasmo durante la masturbación o la relación sexual. Se aplican sobre el clítoris y sus ingredientes estimulan la zona clitoriana para conseguir más fácilmente un orgasmo, pero no los provoca.

**Los preservativos que retrasan la eyaculación, ¿funcionan?**
Los preservativos que contienen lubricante con benzocaína pueden retrasar la eyaculación, ya que reducen la sensibilidad del pene.

**Tengo la sensación de que mi pareja no llega al orgasmo, aunque él me dice que sí, pero siempre esconde el preservativo y tengo la sensación de que no eyacula. ¿Qué puedo hacer?**
En primer lugar, tendrías que comunicarle tus sospechas explicándole que solo quieres ayudarle a buscar la solución si tiene un problema. Que el hombre no eyacule, a pesar de que haya una buena excitación, suele ocurrir porque se encuentra excesi-

vamente atento a su posibilidad de eyacular, se atolondra a medida que pasa el tiempo y la misma ansiedad provoca el bloqueo eyaculatorio. Debería concentrarse en las sensaciones del placer en general y no solo centrarse en la eyaculación y el orgasmo.

**Tengo problemas para excitarme. Cuando estoy con mi marido no consigo relajarme. ¿Qué me aconsejas?**
A veces resulta difícil desconectar del estrés cotidiano para comenzar a tener relaciones sexuales. Intenta hacer alguna actividad agradable que haga de impasse (una ducha, unos ejercicios de respiración o relajación...) antes de iniciar la relación sexual. Proponle también a él aumentar los momentos preliminares con masajes y caricias.

**Generalmente tengo más ganas de tener relaciones sexuales que mi marido. ¿Quién de los dos tiene el problema?**
Seguramente ninguno de los dos. La variabilidad en la necesidad de tener relaciones sexuales depende de cada persona; por lo tanto, no depende tanto del hecho de ser hombre o mujer, como a veces pensamos. De todas formas, sería conveniente que lo comentases con tu pareja para saber si hay algo que le esté provocando una falta de deseo temporal y así intentar ponerle remedio.

**Imagino que tendría que estar contenta porque mi pareja tarda mucho en eyacular, pero a veces pienso que incluso es demasiado tiempo, porque al final llego a agobiarme y escaldarme. ¿Qué puedo hacer para que eyacule antes?**
Si descartamos las causas orgánicas, lo más probable es que sea producto de observarse, es decir, de estar más pendiente de su eyaculación que de las sensaciones de placer. Además, al no conseguir eyacular, eso todavía le provoca más ansiedad por la

sensación de falta de control y aún se retrasa más. Es importante que lo habléis, que te explique cómo se siente y que intente centrarse en pasarlo bien y no en provocarse la eyaculación. De todas formas, si en un tiempo prudencial no hay mejora, consultad con una persona experta en sexología.

**¿Existe alguna pastilla para tener más ganas de sexo?**
Para consumo masivo, no. En EE.UU. se ha comercializado una que en determinadas situaciones puede aumentar el deseo sexual de las mujeres en la menopausia, pero aquí todavía no ha llegado. De todas formas, el deseo sexual es demasiado complejo como para que hoy por hoy se pueda resolver con solo una pastilla.

**Pienso a menudo en sexo y no tengo ningún problema en practicarlo con hombres que conozco de una sola noche, pero mis amigas me dicen que a lo mejor soy ninfómana. ¿Tienen razón?**
El hecho de que tengas deseo sexual y quieras mantener relaciones sexuales con diferentes hombres no te convierte en una ninfómana, que por cierto es un término bastante pasado de moda y muy sexista. Siempre y cuando a ti te apetezca y tengas muy claro lo que buscas y encuentras en este tipo de relaciones, no tienes por qué sentirte mal. De todas formas, te imagino poniendo los medios para prevenir los posibles riesgos, tanto de salud física como emocional.

**Últimamente no tengo muchas ganas de tener relaciones sexuales y una amiga me ha recomendado que mire porno, pero a mí nunca me ha gustado. ¿Alguna recomendación más profesional?**
Quizá sería más interesante que averiguaras por qué última-

mente no tienes muchas ganas de tener relaciones sexuales: ¿no te atrae tu pareja? ¿Hay problemas en la relación? ¿Estás teniendo un momento laboralmente complicado? ¿Tienes algún problema de salud física o emocional?

De todas formas, el tipo de pornografía a la que te refieres es del tipo «tradicional», en la que abundan las secuencias de posturas sexuales atléticas y acciones burdas como las eyaculaciones faciales, con estereotipos y contenidos donde la mujer es considerada como un objeto al servicio del placer de uno o varios hombres, y protagonizada por actrices con las que te es difícil identificarte. En la actualidad existen directoras, y también directores, que están realizando películas con sexo explícito con un estilo natural, donde la historia se narra también desde el punto de vista de la mujer, se incorporan escenas eróticas y sexuales no centradas solo en los genitales sino también en los gestos, miradas, etc., y se cuida mucho la estética de todo el proceso.

# Epílogo

«La felicidad es saber unir el final con el principio.»
PITÁGORAS

Ya estamos al final del libro, pero ahora comienza lo más importante: que toda la información, las estrategias y las teorías que has podido leer las hagas tuyas y te puedan ayudar. Estoy convencida de que te han quedado lagunas y tal vez te he generado más dudas. Si es así, busca en la bibliografía o en las librerías y pregunta a los profesionales que tienes a tu alrededor. No te quedes nunca con la sensación de que podías saber o conocer más.

## Haz de modelo

No me puedo despedir de ti sin incluir aquí un aspecto que me parece esencial y del que quiero que tomes conciencia: con tu actitud y tu comportamiento eres un referente para las niñas y niños, adolescentes, jóvenes y personas adultas de tu alrededor. No tan solo si tienes hijos o hijas, sino para el resto de familiares y amistades y conocidos eres ejemplo del hecho de ser mujer y de cómo te sientes respecto a todos los aspectos que he tratado en el libro.

Unos días antes de empezar a escribir este epílogo, Gertrud, una paciente de 35 años con estudios científicos, me comentaba aliviada que desde la última sesión se sentía mucho mejor con su cuerpo y su estilo personal. Siempre había pensado que era poco femenina y por lo tanto poco atractiva, porque para ella el modelo de «mujer como Dios manda» era delgada, con maquillaje, zapatos de tacón y falda, y ella no encajaba desde su adolescencia en este ideal. Después de la primera sesión, en la que la estrategia recomendada fue observar y categorizar a todas las mujeres que se encontrase por la calle según el grado de feminidad supuesto por ella, su conclusión fue que al final no había encontrado tantas que encajasen perfectamente en el prototipo y se había quedado sorprendida de la variabilidad de «mujeres femeninas» que había hallado. Aceptar que hay distintos tipos de feminidad supone un paso muy importante para aceptarse. Son dos conceptos que van de la mano: aceptarse para aceptar y aceptar para aceptarse.

Y una vez se da esta doble aceptación, Gertrud se convierte en ejemplo para otras personas de su entorno, del mismo modo que otras lo hacen respecto a su orientación sexual, a su vivencia de la menopausia o experimentando la maternidad.

De la misma forma, te animo a que te impliques en hacer de modelo y, por lo tanto, a que colabores en la educación afectivo-sexual de las próximas generaciones e incluso de tu propia generación. Mostrando tus actitudes y tus comportamientos ante determinadas situaciones afectivo-sexuales, ayudas a que la sociedad actual y la del futuro disfruten de una sexualidad y unas relaciones de pareja más sanas, conscientes y felices.

# Imágenes y esquemas
# Imprescindibles sobre tu cuerpo de mujer

## Genitales externos femeninos

pubis o monte
de Venus

clítoris
labio mayor
labio menor
himen
orificio vaginal

capuchón
del clítoris

periné

ano

## El interior de una mujer

ovario

trompa
de Falopio

vejiga

vagina

crura

punt G

útero

cérvix o cuello
uterino

recto

músculo
pubococcígeo

esfínteres anales

279

## El clítoris y su estructura interna

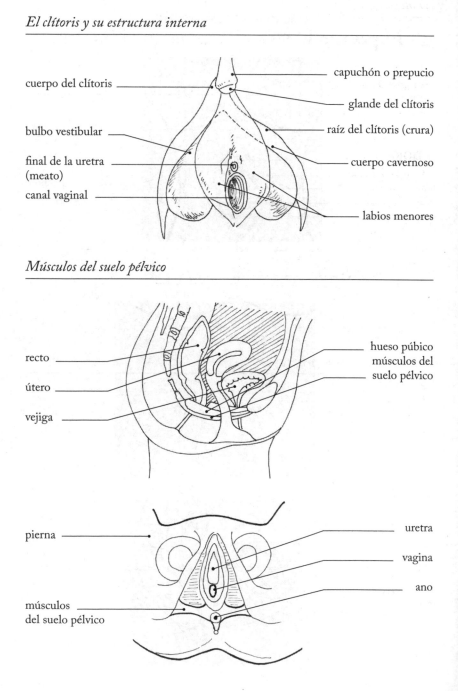

cuerpo del clítoris

capuchón o prepucio

glande del clítoris

bulbo vestibular

raíz del clítoris (crura)

final de la uretra
(meato)

cuerpo cavernoso

canal vaginal

labios menores

## Músculos del suelo pélvico

recto

hueso púbico
músculos del
suelo pélvico

útero

vejiga

pierna

uretra

vagina

ano

músculos
del suelo pélvico

## Ciclo menstrual

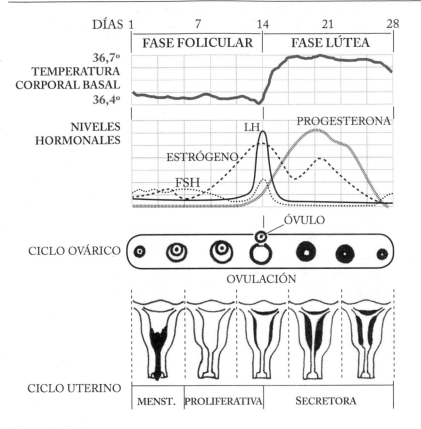

| DÍAS 1 | 7 | 14 | 21 | 28 |

**FASE FOLICULAR** | **FASE LÚTEA**

36,7°
**TEMPERATURA CORPORAL BASAL**
36,4°

**NIVELES HORMONALES**

LH — PROGESTERONA — ESTRÓGENO — FSH

**CICLO OVÁRICO** — ÓVULO — OVULACIÓN

**CICLO UTERINO** — MENST. | PROLIFERATIVA | SECRETORA

## Tipos de himen

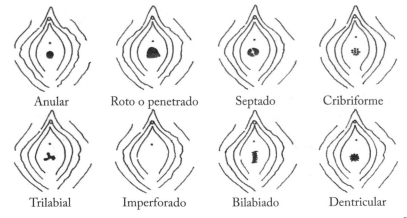

| Anular | Roto o penetrado | Septado | Cribriforme |

| Trilabial | Imperforado | Bilabiado | Dentricular |

# Imágenes y esquemas
# Imprescindibles sobre el cuerpo de un hombre

*En el interior de un hombre*

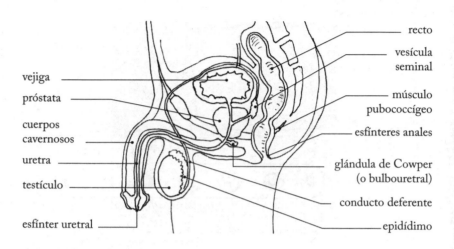

vejiga

próstata

cuerpos cavernosos

uretra

testículo

esfínter uretral

recto

vesícula seminal

músculo pubococcígeo

esfínteres anales

glándula de Cowper (o bulbouretral)

conducto deferente

epidídimo

*Genitales masculinos externos*

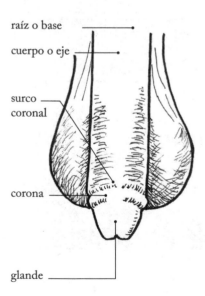

raíz o base

cuerpo o eje

surco coronal

corona

glande

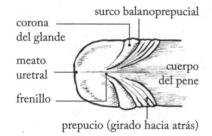

corona del glande

meato uretral

frenillo

surco balanoprepucial

cuerpo del pene

prepucio (girado hacia atrás)

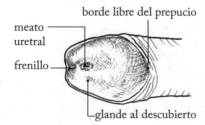

meato uretral

frenillo

borde libre del prepucio

glande al descubierto

# La respuesta sexual humana

*Fases en la respuesta sexual: compendio de diversos autores*

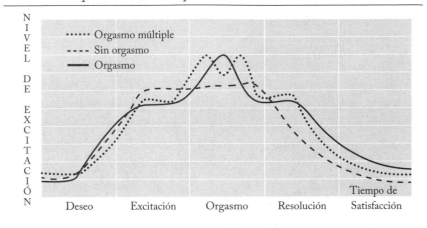

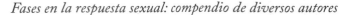

*Ciclo de respuesta sexual femenina: modelo no lineal de Rosemary Basson*

- En 2001, Basson construyó un modelo no lineal de la respuesta sexual femenina.
- El modelo alternativo de Basson incorpora una motivación basada en la intimidad, los estímulos sexuales, los factores concluyentes biológicos y psicológicos y la satisfacción.

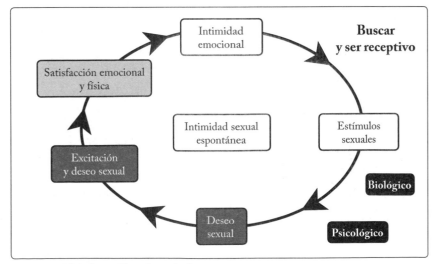

Basson, R.: *Med. Aspects Hum. Sex*; 1:41-42, 2001.

283

# Agradecimientos

El primer agradecimiento ha de ser para las dos profesionales sin las cuales este libro no sería una realidad: la periodista Anna-Priscila Magriñà por recomendarme a la editora Rosa Rey y también a Rosa Rey porque, además de hacerle caso a Anna-Priscila y contactar conmigo, creyó que lo que yo le expliqué en el tiempo de tomar un té podía convertirse en un libro. También al periodista Ferran Grau, por añadirse en los últimos meses al proyecto y sacar su lado más femenino en sus aportaciones.

Gracias a todas mis pacientes. Queda muy claro que sin todas ellas no hubiese podido escribir todas estas páginas, y por eso les dedico el libro.

No puedo dejar de lado en los agradecimientos a los dos hombres de mi vida: Antonio y Pau, que durante todos estos últimos meses me han animado y me han facilitado que pudiese pasar mucho tiempo frente al ordenador sin sentirme nada culpable. Y también a los otros dos componentes de la familia: Dina, la boxer, y Tango, el golden, que me han acompañado echados horas y horas en el suelo del despacho.

Y quiero dar las gracias de manera más concreta a unos cuantos grupos de amigas. Porque dedico el libro a todas las amistades que de un modo u otro me han proporcionado material y también ánimos de forma digital y presencial, si bien unas cuantas merecen que las mencione dentro de unas determinadas categorías: gracias, Eva (amiga-hermana); gracias, Yahima, Lia, Lorena, Elena, Montse, Imma, Silvia, Geni, Marta, Meritxell, Mar, Tere, Glòria y Cristina (Zumberas Fantásticas); gracias, Gemma, Anna, Núria, Dolo, Marta y Reyes (Adorables-2); gracias, Tatiana (amiga-secretataria); gracias, Berta, Bea y Esther (rugby); gracias, Andrea y Sònia (ex-alumnas); gracias Marta (gimnasio); gracias, también, Bego, Maribel, Eva y Sara por vuestro apoyo.

# Bibliografía (recomendada y consultada)

*100 preguntas sobre sexo*. Manuel Fernández y Berta Fornés. Lectio Ediciones, 2014.
*S=EX²*. *La ciencia del sexo*. Pere Estupinyà. Debate, 2013.
*Dibujando el género*. Gerard Coll-Planas. Editorial Egales, 2013.
*La masturbación*. Georgina Burgos. De Vecchi Ediciones, 2012.
*¿En qué piensan los hombres?* José Bustamante. Paidós Ibérica, 2012.
*Tu sexo es tuyo*. Sylvia de Béjar. Editorial Planeta, 2011.
*Sexo joven*. Francisca Molero. Editorial Marge, 2008.
*El diario rojo de Carlota*. Gemma Lienas. Planeta, 2004.